WTB

ssenschaftliche Taschenbücher

Biologie

Peter Nuhn / Hans-Jörg Hofmann

Molekulare Wirkungsmechanismen von Pharmaka

Eine Einführung in die Molekularpharmakologie

THEORIA CUM PRAXI

Akademie-Verlag · Berlin

WTB Wissenschaftliche Taschenbücher

Eine Auswahl lieferbarer Bände:

Heinrich Arnold
Physikalische Chemie der Halbleiter

Joachim Auth / Dietmar Genzow
Klaus H. Herrmann
Photoelektrische Erscheinungen

Hans Bandemer / Andreas Bellmann
Wolfhart Jung / Klaus Richter
Optimale Versuchsplanung

Frank Beichelt
Prophylaktische Erneuerung von Systemen

Joachim Bellach / Peter Franken
Elke Warmuth / Walter Warmuth
Maß, Integral und bedingter Erwartungswert

Wolfram Brauer
Hans-Waldemar Streitwolf
Theoretische Grundlagen der Halbleiterphysik

Siegfried Brehmer
Einführung in die Maßtheorie

Ernst-Joachim Donth
Glasübergang

Christian Edelmann
Druckmessung und Druckerzeugung

Hannelore Fischer / Joachim Piehler
Modellsysteme der Operationsforschung

Gottfried Fritzsche
Grundlagen und Entwurf passiver Analogzweipole
Netzwerke I

Gottfried Fritzsche
Entwurf passiver Analogvierpole
Netzwerke II

Entwurf aktiver Analogsysteme
Netzwerke III

Zeitdiskrete und digitale Systeme
Netzwerke IV

Herbert Goering
Asymptotische Methoden zur Lösung von Differentialgleichungen

Herbert Goering
Elementare Methoden zur Lösung von Differentialgleichungsproblemen

Nina Hager
Modelle in der Physik

Martin Heinrich / Heinz Ulbricht
Mechanik der Kontinua

Eduard Herlt / Nikolaus Salié
Spezielle Relativitätstheorie

Helmut Hess
Der elektrische Durchschlag in Gasen

Eberhard Jäger / Rolf Perthel
Magnetische Eigenschaften von Festkörpern

A. R. Kessel
Akustische Kernresonanz

Dieter Kress
Theoretische Grundlagen der Signal- und Informationsübertragung

Karl Lanius
Physik der Elementarteilchen

Dieter Leuschner
Grundbegriffe der Thermodynamik

V. S. Letochow
Laserspektroskopie

Artur Lösche
Molekülphysik

Dieter Michel
Grundlagen und Methoden der kernmagnetischen Resonanz

L. I. Miroschnitschenko
Kosmische Strahlung im interplanetaren Raum

Hans Neumann / Kurt Stecker
Temperaturmessung

Peter Paufler
Phasendiagramme

Peter Paufler / Gustav E. R. Schulze
Physikalische Grundlagen mechanischer Festkörpereigenschaften
Teil I und II

Ulrich Röseberg
Quantenmechanik und Philosophie

Albrecht Rost
Messung dielektrischer Stoffeigenschaften

J. V. Sačkov
Wahrscheinlichkeit und Struktur

E. M. Sawizki
Perspektiven der Metallforschung

Wolfgang Schäfer
Theoretische Grundlagen der Stabilität technischer Systeme

Ernst Schmutzer
Symmetrien und Erhaltungssätze der Physik

Volkmar Schuricht
Kernexplosionen für friedliche Zwecke

Hubertus Stolz
Supraleitung

Festkörperphysik
Entwicklungstendenzen und Anwendungsmöglichkeiten

Hans-Georg Schöpf
Von Kirchhoff bis Planck

Die Schöpfer der physikalischen Optik
Eine Artikelsammlung

Richard Campbell
Mikrobielle Ökologie

J. G. Collee
Angewandte medizinische Mikrobiologie

Eberhard Hofmann
Funktionelle Biochemie des Menschen
Band 1 und 2

Karlheinz Lohs / Dieter Martinetz
Entgiftung – Mittel, Methoden und Probleme

Joachim Nitschmann
Entwicklung bei Mensch und Tier

Stephan Schnitzler
Pharmakologische Aspekte von Immunreaktionen

Dieter Spaar / Helmut Kleinhempel
Hans Joachim Müller
Klaus Naumann
Bakteriosen der Kulturpflanzen

Eberhard Teuscher
Pharmakognosie
Teil I–III

Michael Theile / Siegfried Scherneck
Zellgenetik

Peter Birner / Hans-Jörg Hofmann
Cornelius Weiss
MO-theoretische Methoden in der organischen Chemie

Klaus Dittrich
Atomabsorptionsspektrometrie

Peter Hallpap / Dietmar Stadermann
Stereochemie organisch-chemischer Reaktionen

Peter Hellmold
Hochtemperaturreaktionen

Falko H. Herrmann
Martina Ch. Herrmann
Das Hämoglobin des Menschen

Helmut Hrapia
Einführung in die Chromatographie

Hans Luppa
Grundlagen der Histochemie
Teil I und II

Dieter Onken
Antibiotika – Chemie und Anwendung

Wolfgang Wagner
Chemische Thermodynamik

Günther Wagner / Hans Kühmstedt
Pharmazeutische Chemie

Reaktive Zwischenstufen in der organischen Chemie

Vorschau auf die nächsten Bände:

Hannelore Bernhardt / Manfred Knoke
Mikrobiologie des Menschen

Wolfgang Fritsche
Umwelt-Mikrobiologie

Hans-Werner Kammer / Kurt Schwabe
Einführung in die Thermodynamik irreversibler Prozesse

Evgeni E. Nikitin / Lutz Zülicke
Theorie chemischer Elementarprozesse

Harry Paul
Photonen
Experimente und ihre Deutung

Robert Rompe / Hans-Jürgen Treder
Zählen und Messen

Werner Stolz
Meßtechnik ionisierender Strahlung

Gerhard Wunsch
Geschichte der Systemtheorie
Dynamische Systeme und Prozesse

WTB

BAND 294

Peter Nuhn

Hans-Jörg Hofmann

Molekulare Wirkungsmechanismen von Pharmaka

Eine Einführung in die Molekularpharmakologie

Mit 30 Abbildungen und 17 Tabellen

AKADEMIE-VERLAG · BERLIN

Reihe BIOLOGIE

Herausgeber:
Prof. Dr. H. Bochow, Berlin
Prof. Dr. H. Böhme, Gatersleben
Prof. Dr. E. Hofmann, Leipzig
Prof. Dr. J. O. Hüsing, Rerik
Prof. Dr. U. Taubeneck, Jena

Verantwortlicher Herausgeber dieses Bandes:
Prof. Dr. E. Hofmann

Verfasser:
Prof. Dr. sc. Peter Nuhn
Halle

Dr. sc. Hans-Jörg Hofmann
Leipzig

1985
Erschienen im Akademie-Verlag, DDR-1086 Berlin, Leipziger Str. 3–4

Lizenznummer: 202 · 100/468/84
Printed in the German Democratic Republic
Gesamtherstellung: VEB Druckhaus „Maxim Gorki“, 7400 Altenburg
Lektor: Christiane Grunow
LSV 1314
Bestellnummer: 763 312 0 (7294)
01600
ISSN 0084-0963

Vorwort

Der enorme Zuwachs des biochemischen und biophysikalischen Wissens, das immer tiefere Eindringen in den molekularen Bereich der Lebensvorgänge haben auch die Voraussetzungen für ein besseres Verständnis der molekularen Mechanismen der Pharmakonwirkung und damit für eine rationale Wirkstoffentwicklung geschaffen. Hierbei kommt der Aufklärung und Interpretation der pharmakodynamischen Prozesse, deren Beschreibung den Schwerpunkt des vorliegenden Taschenbuches bildet, ganz besondere Bedeutung zu. Naturgemäß gestattet der bescheidene Umfang eines Taschenbuches keine detaillierte und erschöpfende Behandlung dieses ausgesprochen multidisziplinären Teilgebietes der Wirkstofforschung. Wir mußten uns daher auf eine Darstellung der aus unserer Sicht wesentlichen Grundlagen konzentrieren. Dabei war es unvermeidlich, für das Verständnis einzelner Kapitel Grundkenntnisse in Chemie, Pharmazeutischer Chemie, Biologie, insbesondere aber Biochemie vorauszusetzen. Dem interessierten Leser mag die angegebene weiterführende Literatur bei Bedarf ein tieferes Eindringen in die Problematik ermöglichen. Dem Charakter der Wissenschaftlichen Taschenbücher entsprechend haben wir uns dabei auf die Zusammenstellung von Sekundärliteratur (Monographien, Übersichtsartikel) beschränkt.

Für technische Mitarbeit beim Fertigstellen des Manuskripts danken wir Frau Ch. Dietze und Frau B. Elsner.

Halle und Leipzig, Januar 1983 Die Verfasser

Inhaltsverzeichnis

1. Das Pharmakon-Rezeptor-Effektor-Konzept

Unter der Bezeichnung *Wirkstoffe* (*Pharmaka*) faßt man Stoffe zusammen, die nach ihrer Verabreichung (*Applikation*) in einem Biosystem eine *biologische Wirkung* (*Effekt*) in Form von Struktur- und Funktionsänderungen auslösen. Dabei geht man häufig stillschweigend davon aus, daß ein Stoff in Abhängigkeit vom jeweiligen System in einer bestimmten Mindestmenge appliziert werden muß, um eine meßbare Wirkung hervorzurufen, die ihn zum *Pharmakon* macht. Die Art des in einem gegebenen Biosystem hervorgerufenen Effekts (*Wirkungsqualität*) liegt in der Struktur des Pharmakons begründet. Struktur ist hier im umfassenden Sinne als Summe der sich aus der Verteilung der Elektronen und Atomkerne eines Moleküls im Raum ergebenden Eigenschaften aufzufassen. Eine Vergrößerung der verabreichten Menge (*Dosis*) beeinflußt die Stärke des Effekts (*Wirkungsstärke*). Dabei können weitere Wirkungen des Pharmakons sichtbar werden (*Wirkungsspektrum* des Pharmakons, *multipotente* oder *multifunktionelle* Pharmaka). Somit ergibt sich in diesem Sinne auch ein Einfluß der Dosis auf die Wirkungsqualität. Veränderungen der Struktur eines Pharmakons müssen nicht grundsätzlich zu einer Aufhebung der Wirkungsqualität führen, jedoch ist beim Vergleich verschiedener Derivate (gleiche Dosis vorausgesetzt) mit Unterschieden in der Wirkungsstärke zu rechnen. Schematisch können diese Aspekte in folgender Weise zusammengefaßt werden:

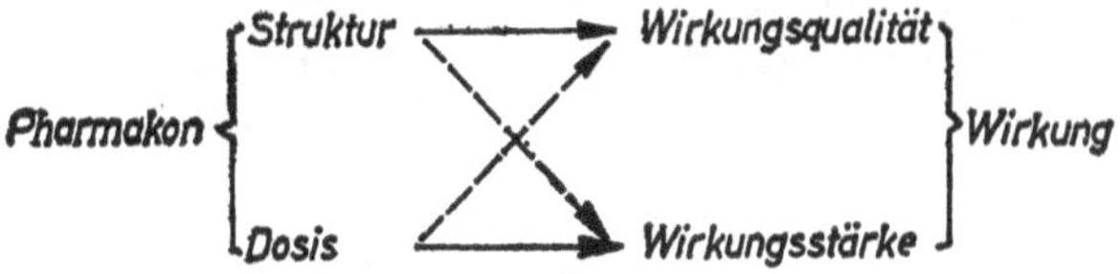

Immer mehr rückt nach vorausgegangener Beschreibung der Wirkungsqualität und -stärke von Pharmaka die Aufklärung ihres *Wirkungsmechanismus* in den Mittelpunkt pharmakologischen

Interesses. Oft kann man feststellen, daß Pharmaka bereits in sehr niedrigen Konzentrationen beachtliche Effekte hervorrufen. Gerade in solchen Fällen liegt es nahe, schon auf einfache Überlegungen über die quantitativen Beziehungen zwischen der Pharmakonmenge und der Vielzahl der in einem Organismus grundsätzlich vorhandenen Wechselwirkungsmöglichkeiten gestützt, eine Wechselwirkung des Pharmakons mit ganz bestimmten Strukturen als Voraussetzung für das Zustandekommen eines Effektes anzunehmen. Die Ermittlung dieser *Angriffsorte* der Pharmaka steht somit am Anfang einer Analyse ihrer Wirkungsmechanismen. Dabei geht es darum, den zunächst am Gesamtorganismus registrierten Effekt schrittweise auf den niedrigeren Organisationsstufen des biologischen Systems „wiederzufinden" oder die ihn bedingenden Faktoren zu erkennen. Auf diese Weise ergibt sich eine Untersuchungskette, die vom Gesamtorganismus je nach Effekt über bestimmte Organe und Gewebe zunächst bis zur Zelle als der niedrigsten Organisationsstufe des Lebens, auf der man demzufolge noch von biologischen Wirkungen und ihrer Untersuchung sprechen kann, reicht. Die Hervorhebung der Zelle als der einfachsten Grundform des Lebens — eine Tatsache, die bei der Aufklärung von Wirkungsmechanismen jenseits dieser Grenze unbedingt beachtet werden sollte — bedeutet jedoch nicht, daß sie hinsichtlich der Frage des Angriffsortes der Pharmaka als letztes Glied der Untersuchungskette betrachtet werden muß. Heute weiß man, daß die weitere Analyse über die verschiedenen Zellorganellen (vgl. 5.) schließlich zur molekularen Ebene führt, auf der die Angriffspunkte der Pharmaka charakterisiert werden können. Eine Fülle inzwischen vorliegender Fakten weist die Bedeutung der Wechselwirkung der Pharmaka mit chemisch definierten Strukturen des Biosystems für das Zustandekommen der Mehrzahl biologischer Effekte nach. Es ist üblich geworden, die molekularen Wechselwirkungspartner der Pharmaka als *Rezeptoren*[1]) zu bezeichnen. Zumeist handelt es sich dabei um Biopolymere (z. B. Proteine, Nucleinsäuren) oder Molekülaggregate (z. B. Membranen), die über geeignete Reaktionsorte in Form spezifischer *Bindungsstellen* für die Wirkstoffmoleküle verfügen. Demgemäß führt der Weg zu einer vollständigen Aufklärung eines Wirkungsmechanismus nach der Auffindung und Charakterisierung der Angriffspunkte über das Studium der *Pharmakon-Rezeptor-Wechselwirkungen.*

---

[1]) Eine Diskussion des Rezeptorbegriffs folgt im nächsten Kapitel.

Die molekulare Betrachtungsweise von Pharmakonwirkungen läßt die Existenz von Angriffspunkten sowohl im *extrazellulären*[1]) als auch im *zellulären* Bereich der Organismen erwarten. Entscheidend ist, daß die Wechselwirkung von Pharmaka mit Bestandteilen des extrazellulären Bereiches letztlich ebenso zu Änderungen des Funktionszustandes von Zellen führt wie Pharmakonwechselwirkungen mit zellulären Komponenten.

So können Pharmaka in der Extrazellularflüssigkeit durch Wechselwirkungen mit Proteinen, z. B. mit Enzymen, Transport- und Speicherproteinen, Antikörpern u. a., mit Substraten und Abbauprodukten des Zellstoffwechsels und mit humoralen Mediatoren sowie durch Beeinflussung der Elektrolytzusammensetzung (Zufuhr oder komplexe Bindung von Ionen, Bindung von Wasser) und damit der osmotischen Verhältnisse biologische Effekte hervorrufen.

Bereits die hier lediglich für die Extrazellularflüssigkeit vorgenommene Aufzählung läßt das breite Spektrum von Einflußmöglichkeiten erkennen, das von der bloßen Veränderung globaler physikalisch-chemischer Eigenschaften bis hin zu hochspezifischen molekularen Reaktionen reicht. Weitaus häufiger ist jedoch der Angriff von Pharmaka an den Zellen selbst, die Wechselwirkung mit den subzellulären Bestandteilen und schließlich den sie aufbauenden Molekülen. Die wesentlichen Einflußmöglichkeiten von Wirkstoffen auf dieser Ebene betreffen die Veränderung der Aktivität von Enzymen, Änderungen der Permeabilität von Membranen sowie Reaktionen mit molekularen Matrizen (DNS, RNS). Gerade bei der Untersuchung der Vorgänge in diesem Bereich hat sich das *Pharmakon-Rezeptor-Konzept* hervorragend bewährt.

Eine Änderung des Funktionszustandes von Zellen kann die direkte Folge der Pharmakon-Rezeptor-Reaktion sein, d. h. der Rezeptor, der den Wirkstoff erkennende und bindende Teil des Biosystems, ist unmittelbar Träger einer der oben aufgeführten Funktionen. Man sagt in einem solchen Fall, Wechselwirkung und biologischer Effekt sind *unmittelbar* miteinander *gekoppelt*. Reaktionen von Inhibitoren an aktiven Zentren von Enzymen, die zur Beeinträchtigung der Synthese oder des Abbaus von Stoffen führen, oder Angriffe von Wirkstoffen an Nucleinsäuremolekülen, die zu Störungen des Ablaufes von Replikation, Transkription bzw. Translation führen, sind Beispiele dafür (vgl. 6.1.1. und 6.4.2.).

---

[1]) Bei höheren Organismen handelt es sich dabei um das *milieu intérieur* (*Extrazellularflüssigkeit*) und das *milieu extérieur*, d. h. den durch Haut und Schleimhäute des Organismus abgegrenzten Raum.

Im allgemeinen ist die Pharmakon-Rezeptor-Wechselwirkung jedoch lediglich als *initialer Stimulus* einer biologischen Wirkung aufzufassen, den man sich als *Aktivierung* des Rezeptors durch das Pharmakon vorstellen kann. Dieser Stimulus muß erst in den Effekt transformiert werden (*Stimulus-Effekt-Transformation, Effektuierung*). Im einfachsten Fall erfüllt der Rezeptor wieder gleichzeitig die Aufgaben der Pharmakonerkennung und -bindung sowie des Funktionsträgers, die letztere jedoch erst nach seiner Aktivierung (z. B. in Form einer Strukturänderung) durch das Pharmakon. Es liegt dann eine *intramolekulare Kopplung* der Pharmakon-Rezeptor-Wechselwirkung und des Effektes vor (vgl. 3.3.4.). In einer Reihe besonders wichtiger Fälle erfolgt die Stimulus-Effekt-Transformation über funktionelle Komponenten, die mit dem Rezeptor verbunden sind (*Effektoren, Effektorsysteme*). Die durch ihre Aktivierung bedingte Beeinflussung biochemischer oder biophysikalischer Reaktionsketten mündet schließlich in den am Biosystem registrierten biologischen Effekt. Bei den bisher bekannten, z. T. recht komplexen Effektoren handelt es sich um Enzyme bzw. Enzymsysteme oder Ionenkanäle (vgl. 6.). Die *Weitergabe* und *Modulation* des initialen Stimulus kann durch eine Strukturänderung des Effektors, z. B. eine Konformationsänderung eines mit dem Rezeptor verbundenen Enzyms als Folge der Rezeptoraktivierung (*Kontaktkopplung*), eingeleitet werden oder durch Freisetzen von *Überträgerstoffen* (Transmitter, Mediatoren) erfolgen, die an ganz anderen Stellen des Organismus die Stimulus-Effekt-Transformation vermitteln (*Mediatorkopplung*). Es handelt sich also in beiden Fällen um eine *zwischenmolekulare Kopplung* von Pharmakon-Rezeptor-Wechselwirkung und Effekt.

Betrachtet man höherorganisierte Biosysteme (mehrzellige Organismen), so kann die Effektuierung in einem komplexen Zusammenwirken verschiedener Organisationsstufen (Zellorganellen, Zellen, Gewebe usw.) bestehen. Dabei wird deutlich, daß rezeptortragende Organe und Zielorgane des biologischen Effektes nicht identisch sein müssen. Der registrierte biologische Effekt ist immer bezogen auf die jeweilige Organisationsstufe zu sehen. Er kann das Ergebnis der Beeinflussung einer einzigen molekularen Reaktion oder einer Vielzahl parallel und nacheinander verlaufender chemischer und physikalischer Vorgänge sein.

Mit der Stimulus-Effekt-Transformation ist im allgemeinen nicht nur die Weitergabe und Modulation des initialen Stimulus, sondern auch seine *Verstärkung* verbunden. Nur so kann die bereits erwähnte Tatsache erklärt werden, daß ein biologischer Effekt oft schon durch sehr wenige Wirkstoffmoleküle ausgelöst wird. Die Verstärkung kommt dadurch zustande, daß der mit dem Pharmakon-Rezeptor direkt oder indirekt in Kontakt befindliche Funktionsträger imstande ist, nach seiner Aktivierung zahlreiche Substratmoleküle umzusetzen (Enzyme) oder Ionen durchzulassen (Ionenkanäle bzw. Ionophore) bzw. mehrmals als Matrize (DNS, RNS) dienen kann. Auf diese Weise kann es sogar durch eine Hintereinanderschaltung einer ganzen Reihe von Aktivierungsschritten zu einer *kaskadenartigen* Verstärkung des ursprünglich nur von wenigen Molekülen ausgelösten initialen Stimulus kommen (vgl. S. 87 und 160). Allerdings wird die Verstärkung durch Rückkopplung und Regulationsprozesse beeinflußt.

Die gesamte bisher betrachtete Reaktionskette — mit der einen Stimulus auslösenden Pharmakon-Rezeptor-Wechselwirkung beginnend und über die Effektuierungsprozesse schließlich zum Effekt führend — wird als die *pharmakodynamische Phase* der Pharmakonwirkung bezeichnet. Sie kann in Anlehnung an ARIENS schematisch wie folgt zusammengefaßt werden:

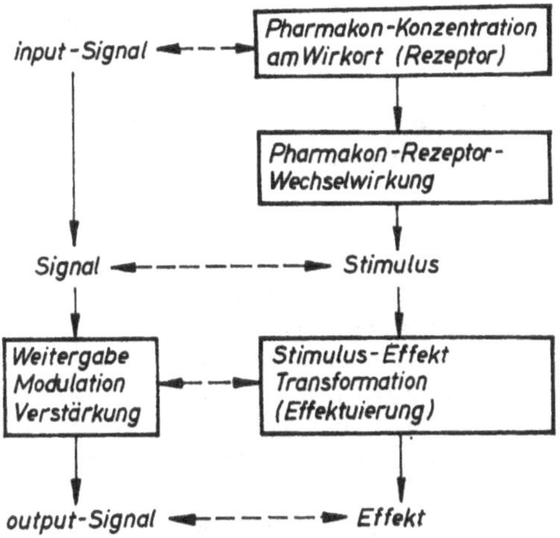

Die Klärung der in dieser Phase auf molekularer Ebene ablaufenden Vorgänge ist der Gegenstand der *Molekularpharmakologie*, deren Grundlagen in den folgenden Kapiteln behandelt werden sollen. Das soeben vorgestellte *Pharmakon-Rezeptor-Effektor-Konzept* wird den Rahmen für diese Betrachtungen bilden.

Die Gewinnung von Informationen über die molekularen Wirkungsmechanismen von Pharmaka ist mit einer Vielzahl von Problemen und Schwierigkeiten verbunden, von denen einige kurz dargestellt werden sollen. Die späteren Ausführungen müssen stets in Verbindung damit gesehen werden. Ein früher bereits gegebenes Schema (S. 9) läßt zwei Hauptwege erkennen, auf denen ein großer Teil unserer heutigen Erkenntnisse über das Zustandekommen biologischer Effekte gewonnen wurde. Dabei handelt es sich um Untersuchungen der Zusammenhänge zwischen der Struktur bzw. der Dosis von Pharmaka und ihren Wirkungen. Diese sogenannten *Struktur-* bzw. *Dosis-Wirkungs-Beziehungen* können auf den schon erwähnten, unterschiedlichen Organisationsstufen der Biosysteme erforscht werden. Je höher die Organisationsebene ist, auf der man die Pharmakonwirkungen betrachtet, desto weniger zuverlässige Angaben kann man über die molekularen Mechanismen machen. Im allgemeinen postuliert man eine Proportionalität zwischen dem biologischen Effekt auf der jeweiligen Organisationsstufe und molekularen Vorgängen, wie z. B. der Pharmakon-Rezeptor-Wechselwirkung, die auf zellulärer Ebene verlaufen. Man ist also gezwungen, *indirekte* Schlüsse zu ziehen. Je nach Komplexität der Ereigniskette zwischen Pharmakon-Rezeptor-Reaktion und Effekt hat man es in Wahrheit mit einer ganzen Kette postulierter, zumeist unbekannter Proportionalitäten zu tun, wodurch die Interpretation globaler Effekte auf molekularer Ebene erschwert oder sogar unmöglich wird.

Will man z. B. Untersuchungen an besonders hochorganisierten Biosystemen (Ganztiere) durchführen, wie sie für die Arzneimittelentwicklung erforderlich sind, so hat man neben der pharmakodynamischen Phase zwei weitere, ihr vorgelagerte Phasen zu beachten, die zwischen Verabreichung des Wirkstoffes und dem Auftreten des Effektes liegen[1]). Diese beiden Phasen werden als die *biopharmazeutische* und die *pharmakokinetische* Phase der Pharmakonwirkung bezeichnet. Zahlreiche Vorgänge laufen in

---

[1]) Auf zusätzliche Probleme, die aus der zweckmäßigen Auswahl geeigneter Versuchstiere und vor allem der Übertragbarkeit der an ihnen gewonnenen Ergebnisse auf den Menschen infolge genetischer oder entwicklungsbedingter Unterschiede resultieren, sei hier lediglich hingewiesen.

diesen Phasen ab, die wichtigsten sind in folgendem Schema zusammengefaßt worden:

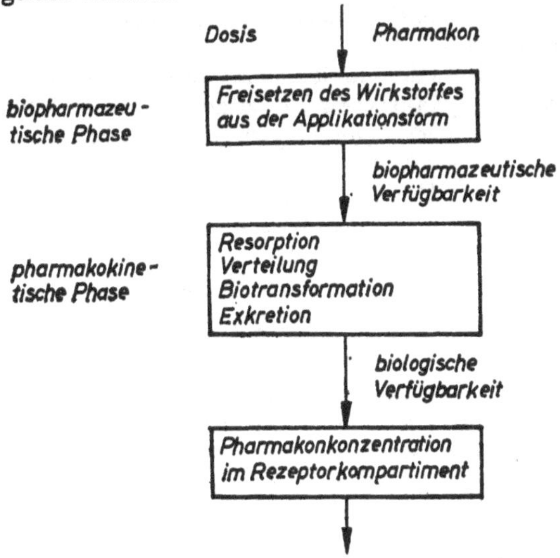

Es ist zu ersehen, daß in der biopharmazeutischen Phase im wesentlichen die für eine Resorption zur Verfügung stehende Menge des Wirkstoffes und somit deren Aufnahmegeschwindigkeit reguliert werden. Die pharmakokinetische Phase umfaßt alle Einflußmöglichkeiten des Biosystems, denen das Pharmakon unterliegt. Jeder der genannten Vorgänge kann für sich den meßbaren Effekt entscheidend beeinflussen und die Reaktionen in der anschließenden pharmakodynamischen Phase überdecken. Zuweilen wird die eigentliche Wirkform eines Stoffes überhaupt erst in der pharmakokinetischen Phase durch *Metabolisierung* (*Biotransformation*) gebildet, ein derartiges Pharmakon bezeichnet man als *Prodrug*. Weit häufiger wird die Konzentration von Pharmaka am Wirkort durch die gleichen Vorgänge beträchtlich herabgesetzt. Wenn man alle drei Phasen als Einheit betrachtet, so stammen die konkreten Informationen meistens nur vom Beginn der biopharmazeutischen Phase (Dosis) und vom Ende der pharmakodynamischen Phase (Effekt). Rückschlüsse auf die molekularen Ursachen biologischer Effekte aus der Untersuchung von Struktur- oder Dosis-Wirkungs-Beziehungen auf dieser Organisationsstufe zu ziehen, bedeutet, Konstanz der Vorgänge in biopharmazeutischer und pharmakokinetischer Phase sowie der

Effektuierungsprozesse für alle Derivate vorauszusetzen, ein Vorgehen, das in Anbetracht des Umstandes, daß verschiedene dieser Reaktionen selbst strukturabhängig sind, allgemein nicht zu rechtfertigen ist.

Um dennoch Einsichten in den molekularen Ablauf der Prozesse in der pharmakodynamischen Phase zu gewinnen, ist es daher zweckmäßig, die beiden vorgelagerten Phasen möglichst weitgehend auszuschalten[1]). Eine solche Eliminierung erfordert die Vereinfachung der Untersuchungssysteme. So kann man z. B. von Untersuchungen am Gesamtorganismus zu Untersuchungen an bestimmten Partialsystemen (Organen, Geweben, Zellen) übergehen. Dabei sind u. a. folgende Probleme zu beachten:

1. Auf jeder Organisationsstufe sind die interessierenden Effekte eindeutig zu definieren.

   In diesem Zusammenhang muß darauf verwiesen werden, daß der biologische Effekt am Gesamtorganismus (pharmakologisch erwünschte Wirkung sowie Nebenwirkungen, Toxizität) auch die Summe mehrerer Effekte an Teilsystemen sein kann, da das Pharmakon, wie es z. B. kennzeichnend für multipotente Pharmaka ist, mit mehreren Rezeptoren reagieren kann (vgl. S. 117).

2. Es ist zu klären, ob ein Effekt der höheren Organisationsebene auf der nächstniedrigen wieder nachgewiesen werden kann bzw. welche Effekte ihm hier äquivalent sind, d. h. seine Vorstufen bilden.
3. In jedem Fall muß geprüft werden, inwieweit der Zustand des isolierten Partialsystems, an dem die Untersuchungen nun durchgeführt werden, noch dem entspricht, den es eingebunden in die höhere Organisationsstufe besitzt.
4. Bei allen derartigen Untersuchungen muß die Frage der Übertragbarkeit der *in vitro* gewonnenen Ergebnisse auf *in vivo* Situationen im Auge behalten werden.

In der Praxis stellen Untersuchungen an isolierten Organen eine wichtige Informationsquelle dar. Biopharmazeutische und pharmakokinetische Phase können auf dieser Stufe in erster Näherung noch vernachlässigt werden. Die Pharmakonkonzentration am

---

[1]) Dieses Vorgehen ist nur unter dem Gesichtspunkt der Aufklärung pharmakodynamischer Phänomene zu rechtfertigen und ändert nichts an der Bedeutung der Prozesse in der biopharmazeutischen und pharmakokinetischen Phase für die Ausnutzung eines therapeutisch verwertbaren Effekts.

Wirkort als input-Signal der pharmakodynamischen Phase wird der Badkonzentration gleichgesetzt. Aber auch hier ist mit Schwierigkeiten infolge der Existenz unterschiedlicher Zell- oder Gewebetypen, an denen Effekte hervorgerufen werden können, Regulations- und Gegenregulationsphänomenen, letztlich des u. U. noch sehr komplexen Charakters der Stimulus-Effekt-Transformation, zu rechnen. Selbst bei der Durchführung von Untersuchungen an den kleinsten funktionellen Einheiten des Organismus, den Zellen, bleiben eine Reihe der erwähnten allgemeinen Probleme bestehen. So können Einflüsse von Transportprozessen des Pharmakons zum Wirkort oder seine Metabolisierung selbst dann nicht immer vollständig ausgeschaltet werden. Auch stellen sich der experimentellen Realisierung noch eine Fülle von Schwierigkeiten entgegen.

Zwei der bereits genannten Angriffsmöglichkeiten von Pharmaka an oder in den Zellen sollen etwas genauer unter diesen Gesichtspunkten betrachtet werden. Die erste Möglichkeit besteht in direkten Reaktionen mit Enzymen, wodurch deren Aktivität, meßbar an der Synthese oder dem Abbau bestimmter Stoffe, verändert wird. In derartigen Fällen ist es durchaus naheliegend, Untersuchungen am isolierten Enzymsystem durchzuführen, d. h. die zelluläre Grenze zu unterschreiten. Wenn man zusätzlich in Rechnung stellt, daß vielfach eine unmittelbar gekoppelte Stimulus-Effekt-Transformation als Folge eines derartigen Angriffs resultiert, Effektuierungsprozesse also keine Rolle spielen, so kann man erwarten, daß auf diese Weise gewonnene Ergebnisse den molekularen Ablauf der entsprechenden Pharmakonwirkung weitgehend widerspiegeln. Tatsächlich haben viele molekularpharmakologische Vorstellungen (Rezeptorhypothese, Pharmakon-Rezeptor-Wechselwirkung, einfache Kopplungstypen zwischen Stimulus und Effekt) entweder wesentliche Unterstützung durch Untersuchungen an Enzymen mit Hilfe biochemischer Methoden erfahren oder sind durch die Übertragung enzymologischer Denkweisen überhaupt erst zur Geltung gekommen. Dementsprechend besitzt man über den Beginn der pharmakodynamischen Phase, d. h. die Pharmakon-Rezeptor-Wechselwirkung und die Auslösung des initialen Stimulus, relativ zuverlässige Informationen. Die Behandlung dieser Aspekte bildet daher den Schwerpunkt der folgenden Kapitel.

Schon die Betrachtung der zweiten wichtigen Möglichkeit der Einwirkung von Pharmaka auf Zellen, nämlich über den Angriff an der Zellmembran oder an Membranen von Zellorganellen, weist auf kompliziertere Verhältnisse hin. Der Versuch, Membranrezeptoren zu isolieren, kann Strukturveränderungen zur Folge haben, die eine Untersuchung der Pharmakonwirkung von vornherein unmöglich machen. Selbst wenn sich jedoch die Rezeptorstruktur bei der Isolierung nicht verändert, ist häufig durch Zerstörung des Kontakts zwischen Effektor und Rezeptor die Stimulus-Effekt-Transformation unterbrochen. Sofern es nicht gelingt, eine *Rekonstitution* der Rezeptor-Effektor-Einheit durchzuführen, müssen derartige Untersuchungen auf das Studium der Pharmakon-Rezeptor-Bindung beschränkt bleiben. Trotz der erwähnten Schwierigkeiten sind unsere Kenntnisse über die Wirkung von Pharmaka durch die Erforschung membrangebundener Rezeptoren wesentlich bereichert worden, auch wenn die chemische Struktur der Rezeptoren in vielen Fällen noch unbekannt ist.

2. Rezeptoren

2.1. Der Rezeptorbegriff

Im vorausgehenden Kapitel sind die molekularen Wechselwirkungspartner von Wirkstoffen in einem Biosystem ganz allgemein als Rezeptoren bezeichnet worden. Die Vorstellung von der Existenz bestimmter Angriffspunkte für Pharmaka im Organismus geht vor allem auf LANGLEY (1878, 1905; „receptive substance") und EHRLICH (1909, 1913; „corpora non agunt nisi fixata") zurück. Obgleich die durchaus nicht unwidersprochene Annahme der Existenz von Rezeptoren zunächst rein hypothetischen Charakter besaß, gingen beträchtliche Impulse für die Entwicklung der Pharmakologie in den folgenden Jahrzehnten von ihr aus.

Inzwischen ist die Rezeptor-Hypothese durch die Lokalisierung, Identifizierung und Isolierung zahlreicher Rezeptoren bestätigt worden. Die ersten erfolgreichen Versuche dazu wurden in den sechziger Jahren durchgeführt, nachdem es gelungen war, analytische Methoden zu entwickeln, mit deren Hilfe es möglich ist, die in sehr geringer Konzentration vorliegenden Rezeptoren nachzuweisen. So konnte JENSEN im Jahre 1962 den ersten Hormon-Rezeptor, den intrazellulären Estradiol-Rezeptor, charakterisieren. Einige Jahre später wurden die ersten membrangebundenen Hormon-Rezeptoren durch verschiedene Arbeitsgruppen nachgewiesen.

Unglücklicherweise wird der Rezeptorbegriff im gegenwärtigen Schrifttum vor allem geprägt durch die jeweils vertretene Fachrichtung (Biochemie, Pharmakologie, Physiologie), aber auch durch die jeweils untersuchte konkrete Fragestellung in mehr oder weniger unterschiedlicher Weise verwendet. Es sollen daher einige allgemeingültige Aspekte zum Gebrauch des Rezeptorbegriffs zusammengestellt werden.

Grundsätzlich müssen Rezeptoren zwei Voraussetzungen erfüllen:

1. Sie müssen in der Lage sein, die jeweiligen *exogenen* (Pharmaka, Antigene, Viren, Lectine) oder *endogenen Liganden*[1]) (Hormone, Neurotransmitter, Lipoproteine, Interferone) zu erkennen und zu binden. Man spricht von der *Erkennungsfunktion* (*recognition function*) des Rezeptors.
2. Als Folge der Ligand-Rezeptor-Wechselwirkung muß ein bestimmter Effekt oder eine Effektuierung ausgelöst werden. Man spricht von der *Wirkungsfunktion* (*action function*) des Rezeptors.

Bereits an anderer Stelle ist darauf hingewiesen worden, daß es vielfältige Wechselwirkungsmöglichkeiten zwischen Pharmaka und den Komponenten eines Biosystems gibt, über die biologische Effekte hervorgerufen werden können. Nimmt man die Struktur der Pharmaka als Ausgangspunkt der Betrachtungen, so kann man zwischen *unspezifisch wirkenden* und *spezifisch wirkenden* unterscheiden, wobei in jedem Fall ein definierter (spezifischer) Effekt hervorgerufen wird. Bei unspezifisch wirkenden Pharmaka sind globale physikochemische Eigenschaften der Pharmaka (z. B. Löslichkeit, Dissoziationsverhalten, Adsorptionsverhalten, Redoxpotential, Verteilungskoeffizient) ausschlaggebend für das Zustandekommen des Effektes. Die Ursachen der Wirkung beruhen im allgemeinen auf Veränderungen der physikochemischen Parameter des biologischen Milieus.

So ist z. B. eine bestimmte Lipophilie die Voraussetzung für die Einlagerung von Pharmaka in die Zellmembran (Inhalationsnarkotika, Lokalanaesthetika, S. 167). Einige Diuretika und Laxantia wirken über Veränderungen der osmotischen Verhältnisse. Penicillamin und Antihämolytika bilden Komplexe mit zweiwertigen Metallionen.

Es ist leicht einzusehen, daß Verbindungen völlig unterschiedlicher chemischer Struktur in der Lage sind, gleiche Effekte

---

[1]) Es sollen alle Wechselwirkungspartner der Rezeptoren allgemein als *Liganden* bezeichnet werden.

hervorzurufen, da sie in derartigen Eigenschaften übereinstimmen können.

Im Gegensatz dazu reagieren strukturspezifisch wirkende Pharmaka *selektiv* mit ganz bestimmten, in geringer Konzentration vorhandenen Molekülen oder Molekülkomplexen des Biosystems. Der selektive Charakter dieser Reaktion gründet sich auf einen hohen Grad an *struktureller Komplementarität* (sterisch und elektronisch) der Wechselwirkungspartner. Abweichend von dem manchmal üblichen Vorgehen, alle Wechselwirkungspartner von Pharmaka in einem Biosystem schlechthin als Rezeptoren zu bezeichnen, soll der Rezeptorbegriff hier nur im Zusammenhang mit den zuletzt genannten, durch strukturspezifische Reaktion zustandegekommenen Effekten verwendet werden.

Eine Reihe von Autoren geht über die Einengung des Rezeptorbegriffs auf die strukturspezifisch reagierenden molekularen Komponenten des Biosystems (Moleküle, Molekülkomplexe) noch hinaus und bezeichnet nur die unmittelbar für die Bindung des Wirkstoffes verantwortlichen Teilstrukturen als Rezeptoren. Ein gewisser Kompromiß liegt hier in der in vieler Hinsicht nützlichen Unterscheidung von *Rezeptormolekül* (Nur Rezeptormoleküle können isoliert werden!) und der *Bindungsstelle* bzw. dem *Rezeptorareal* des Rezeptormoleküls (*receptor site*). In Abhängigkeit von der Problemstellung wird die Beschränkung der Betrachtungen auf das Rezeptorareal ausreichend oder eine Untersuchung des Gesamtmoleküls oder gar des Molekülkomplexes erforderlich sein.

Die Differenzierung von Rezeptormolekül und Rezeptorareal besitzt formale Analogie zur Unterscheidung zwischen Enzymmolekül und seinem *aktiven* oder *katalytischen* Zentrum (*active site*) in der Enzymologie. Allerdings werden die Akzente unterschiedlich gesetzt. Während für den Biochemiker der Umsatz des Substrats im Mittelpunkt des Interesses steht, interessiert sich der Pharmakologe für den über Veränderungen der Rezeptorstruktur nach der Reaktion des (chemisch unverändert bleibenden) Pharmakons am Rezeptorareal ausgelösten Effekt.

Zuweilen wird die gesamte Rezeptor-Effektor-Einheit als Rezeptor bezeichnet. So notwendig einerseits die geschlossene Betrachtung des Rezeptor-Effektor-Systems für die Aufklärung pharmakologischer Effekte sein mag, so sinnvoll ist es andererseits, zwischen Rezeptor und Effektor zu unterscheiden, zumal beide im allgemeinen durch verschiedene Moleküle repräsentiert werden. Auf die hier als Rezeptoren bezeichneten Wechselwirkungspartner trifft im wesentlichen der auf Ehrlich zurückgehende Begriff *Chemorezeptoren* zu. Damit ist auch eine Abgrenzung von der im physiologischen und biologischen Schrifttum verbreiteten Bezeichnung von Sinneszellen oder Sinnesorganen als Rezeptoren, die im allgemeinen physikalische Signale verarbeiten, möglich.

Bisher war stillschweigend davon ausgegangen worden, daß die zweite Grundvoraussetzung, die ein Rezeptor erfüllen muß, gegeben ist. Der allgemeine Charakter zwischenmolekularer Wechselwirkungskräfte (vgl. 3.2.) macht es jedoch möglich, daß Wirkstoffe, die durch Reaktion mit bestimmten Rezeptoren Effekte auslösen, auch eine Affinität zu anderen Strukturen des Biosystems besitzen, von diesen also erkannt und (u. U. genauso fest oder fester) gebunden werden, ohne daß ein entsprechender Effekt resultiert. In solch einem Fall ist nur die erste der beiden Grundbedingungen für das Vorliegen eines Rezeptors erfüllt. Man bezeichnet daher derartige Bindungsstellen zur Unterscheidung als *Akzeptoren.* Auch andere Begriffe, wie *sekundäre, stumme* oder *unspezifische* Rezeptoren, werden verwendet. Für Rezeptoren im oben definierten Sinne wären dann die Bezeichnungen *primäre, dominante, aktive* oder *spezifische* Rezeptoren zu benutzen. Die Klassifizierung von Rezeptoren und Akzeptoren ist nicht frei von einer gewissen Willkür, da sie die Einschätzung erfordert, ob eine eventuelle Folge der Wechselwirkung zwischen Pharmakon und Bindungsstelle als Effekt betrachtet werden soll oder nicht.

Die Charakterisierung von Rezeptoren wird durch eine Reihe von Hilfskriterien, die von Cuatrecasas zusammengestellt wurden und vor allem aus den bei der Untersuchung von Hormon-Rezeptoren gewonnenen Erkenntnissen resultieren, erleichtert. In ihnen kommen auch einige der bereits allgemein festgestellten Gesichtspunkte noch einmal zum Ausdruck:

1. Rezeptoren müssen über eine hohe *Spezifität* gegenüber bestimmten Molekülen (Liganden) verfügen. Es muß ein eindeutiger Zusammenhang zwischen der Bindung eines Liganden an den Rezeptor und dem durch den Liganden ausgelösten biologischen Effekt bestehen.
2. Die Anzahl der Rezeptormoleküle (Bindungsstellen) muß begrenzt sein, d. h. bei der Untersuchung der Ligandenbindung (vgl. 3.3.) muß sich eine *Sättigungskurve* ergeben.
3. Die Größe der *Affinität* zwischen Rezeptor und Ligandenmolekülen muß sich in vernünftiger Relation zur physiologischen Konzentration des Liganden befinden, d. h. niedrige physiologische Ligandenkonzentration erfordert hohe Affinität.

4. Die Rezeptor-Ligand-Bindung muß *reversibel* sein, so daß mit der Entfernung des Liganden der Effekt gelöscht und eine neue Stimulierung möglich wird.

2.2. *Gewinnung von Rezeptorpräparationen und Isolierung von Rezeptoren*

Rezeptoren können *gelöst* in der Extrazellularflüssigkeit sowie im Zytosol (z. B. Enzyme,) oder aber *strukturgebunden* (z. B. als Bestandteile der Zellmembran oder intrazellulärer Membranen, der Ribosomen oder des Zellkerns) vorliegen. Die Anzahl der Rezeptoren pro Zelle schwankt sehr stark und hängt von der Art des Wirkstoffes und dem Gewebe ab. Für Peptidhormone und Neurotransmitter liegen die angegebenen Werte zwischen etwa 500 und mehr als 250000 pro Zelle. In den elektrischen Organen bestimmter Tiere (z. B. Torpedo) kommt der nicotinartige Acetylcholin-Rezeptor sogar in einer Anzahl von etwa 10^{11} pro Zelle vor. Dennoch machen die Rezeptoren im allgemeinen nur einen sehr kleinen Teil der Membranproteinfraktion aus, so daß Reinigung und Isolierung als Voraussetzung für eine detaillierte chemische Charakterisierung ein schwieriges Unterfangen darstellen. Der Insulin-Rezeptor ist z. B. nur zu $2 \cdot 10^{-4}\%$ in der Gesamtproteinfraktion und zu $4 \cdot 10^{-3}\%$ in der Membranproteinfraktion enthalten. In diesem Fall ist eine etwa 500000fache Anreicherung erforderlich. Selbstverständlich liegen die Verhältnisse im Falle des bereits erwähnten Acetylcholin-Rezeptors aus Torpedo oder Electrophorus wesentlich günstiger. Trotz aller Schwierigkeiten sind in den letzten Jahren beachtliche Fortschritte zu verzeichnen. Wichtige Erkenntnisse wurden bei Untersuchungen der Rezeptoren von Regulationsstoffen (Hormone, Neurotransmitter) gewonnen. Sie weisen auf zahlreiche Gemeinsamkeiten mit den Rezeptoren exogener Wirkstoffe hin.

Bei der Isolierung zytoplasmatischer Rezeptoren geht man überwiegend von dem nach Homogenisierung geeigneter Gewebe und anschließender Ultrazentrifugation verbleibenden Zytoplasma aus. Im Falle membrangebundener Rezeptoren dienen vor allem intakte Zellen (z. B. Erythrozyten, Lymphozyten, enzymatisch bzw. mechanisch aus größeren Zellverbänden herausgelöste Zellen), Zell- oder Membranfraktionen als Ausgangspunkt der Untersuchungen, wobei Vor- und Nachteile mit der jeweiligen Variante verbunden sind, auf die hier nicht näher eingegangen werden soll.

Es sei lediglich darauf hingewiesen, daß ein Vorteil des Arbeitens mit intakten Zellen darin besteht, daß man häufig sowohl die Pharmakon-Rezeptor-Wechselwirkung studieren als auch einen biologischen Effekt oder zumindest eine Effektuierung verfolgen kann. In Tab. 1 sind eine Reihe geeigneter biologischer Ausgangsmaterialien für die Gewinnung von Rezeptorpräparationen zusammengestellt worden.

Eine große Zahl von Untersuchungen wird bereits mit ziemlich rohen Rezeptorpräparationen durchgeführt. Die im allgemeinen größere Stabilität der strukturgebundenen Rezeptoren ermöglicht das Arbeiten bei Raumtemperatur oder sogar noch etwas höheren

Tabelle 1
Für die Gewinnung von Rezeptorpräparationen geeignete biologische Materialien[a)]

Rezeptoren für	Material
Acetylcholin (nicotinartig)	elektrische Organe von Torpedo, Electrophorus
Acetylcholin (muscarinartig)	Ileum, Gehirn
Corticotropin	Nebenniere, Fettzellen
Catecholamine (β)	Erythrozyten, Herz, Leber, Uterus, Fettgewebe, Gehirn
Catecholamine (α)	Uterus, Gehirn
Calcitonin	Niere, Knochen, Lymphozyten
Dopamin	Gehirn, Niere
Estrogene	Uterus
Glucagon	Leber, Pankreas-β-Zellen
Glucocorticoide	Leber
Gonadotropine	Testes, Ovar
Insulin	Leber, Fettgewebe, Lymphozyten, Muskel
Opiate	Gehirn, Ileum
Oxytocin	Froschhaut, Mamma, Fettgewebe, Uterus
Progesteron	Hühnereileiter
Prolactin	Mamma
Prostaglandine	Epithelzellen, Thrombozyten, Leber, Uterus
Wachstumshormon	Lymphozyten, Leber
Vasopressin	Niere
Angiotensin II	Nebennierenrinde

a) vgl. dazu auch: LÜBKE, K., E. SCHILLINGER und H. TÖPERT, Angew. Chem. 88 (1976) 790

Temperaturen, während bei Arbeiten mit zytoplasmatischen Rezeptoren ein Temperaturbereich von etwa 4—15 °C eingehalten werden muß.

Für die Reinigung der entsprechenden Rezeptorpräparationen zur weiteren Anreicherung der Rezeptoren und ihrer Isolierung in reiner Form hat sich vor allem die *Affinitätschromatographie* als geeignete Methode erwiesen. Hierzu bindet man den Wirkstoff kovalent an ein Sorbens (z. B. Sepharose) und trennt auf diese Weise die rezeptortragenden Strukturen von anderen ab. Wenn es sich bei dem Rezeptorprotein um ein Glycoprotein handelt, kann die Trennung auch an einem Sorbens erfolgen, an das ein den entsprechenden endständigen Zuckerrest bindendes Lectin gebunden ist. Auf diese Weise wurde z. B. der Insulin-Rezeptor an Sepharose-Concanavalin A getrennt. Natürlich können auch andere der üblichen Proteinreinigungsverfahren verwendet werden. Allerdings treten besonders bei der Isolierung membrangebundener Rezeptoren zusätzliche Schwierigkeiten auf, da die in Frage kommenden Methoden der Trennung und Charakterisierung nur auf Lösungen angewendet werden können. Daher ist eine *Solubilisierung* erforderlich.

Man muß davon ausgehen, daß bei der Solubilisierung membrangebundener Rezeptoren die spezifischen Wechselwirkungen zwischen dem Rezeptor und anderen Protein- und Lipidkomponenten der Membran unterbrochen und damit Struktur und biologische Aktivität beeinflußt werden. Besonders große Probleme treten dann auf, wenn es sich bei dem Rezeptor um einen aggregierten Protein-Komplex handelt oder wenn gekoppelte Rezeptor-Effektor-Systeme vorliegen, da die Solubilisierung zu einem Verlust von strukturellen Komponenten des aggregierten Systems führen kann. Es kommt daher darauf an, solche Stoffe zu finden, die einerseits die Solubilisierung bewirken, andererseits aber auch in der Lage sind, die ursprüngliche Struktur zu stabilisieren. Besonders gut solubilisierend bei gleichzeitiger Erhaltung der Aktivität wirken Detergentien wie Triton-X-100, Salze der Gallensäuren und vor allem Octylglucosid. Auch die Extraktion lipophiler Membranproteine mit organischen Lösungsmitteln (Chloroform, Methanol, bestimmte Kohlenwasserstoffe) wird durchgeführt. Auf die zuletzt genannte Weise gelang es z. B. durch anschließende chromatographische Trennung, den nicotinartigen Acetylcholin-Rezeptor zu isolieren. Es ist möglich, eine Reihe nützlicher Untersuchungen mit Hilfe der Rezeptor-Detergenz-Komplexe durchzuführen. Oft erfordert die Wiederherstellung (Rekonstitution) des biologisch aktiven Rezeptors jedoch die Entfernung der Detergentien. Ihr Austausch kann durch Zugabe der Lipidextrakte von Membranen, von bestimmten Lipiden oder Lipidgemischen sowie durch Kontakt mit der natürlichen Membran, aus der

der Rezeptor isoliert wurde, erfolgen. Man hat es bei den Ergebnissen solcher Rekonstitutionsversuche also im allgemeinen mit Modellen für den „wahren" Rezeptor zu tun, wobei je nach Komplexität der Stimulus-Effekt-Transformation zusätzliche Rekonstitutionsschritte erforderlich sind. Der nicotinartige Acetylcholin-Rezeptor war der erste membrangebundene Rezeptor, der rein erhalten und zu seiner funktionellen Form rekonstituiert werden konnte.

Gereinigte Rezeptorpräparationen können zur Gewinnung von spezifischen Antirezeptor-Antiseren bzw. -Antikörpern dienen, die wertvolle Dienste bei der Untersuchung von Struktur (u. a. Speziesabhängigkeit, pathologische Abweichungen), Funktion und Verteilung der Rezeptoren leisten.

Eine auf verschiedenen Stufen der Rezeptorisolierung besonders wichtige Hilfsmethode stellt die *Affinitätsmarkierung* (*affinity labeling*) dar. Sie kann gleichermaßen zur Identifizierung rezeptortragender Zellen, zur Lokalisierung von Rezeptoren auf der Zelloberfläche, zur Strukturerhaltung an der Rezeptorbindungsstelle (z. B. bei der Durchführung der Solubilisierung oder zum Zwecke der chemischen Charakterisierung) sowie zur Verfolgung der Anreicherung innerhalb der Reinigungsprozesse eingesetzt werden. Das Grundprinzip der Methode besteht darin, daß ein markierter Wirkstoff spezifisch und mit hoher Affinität mit dem Rezeptorareal zunächst reversibel in Wechselwirkung tritt und dann eine stabile kovalente Bindung mit nucleophilen Aminosäureresten im oder am Rezeptorareal eingeht. Auf diese Weise wird der Rezeptor markiert. Als reaktionsfähige Gruppierungen am modifizierten Wirkstoff kommen für die Markierung proteinartiger Rezeptoren vor allem Halogenalkyl-, Maleinimid- und Diazogruppen in Frage. Diese reagieren mit Mercaptogruppen oder aromatischen Resten des Rezeptorareals:

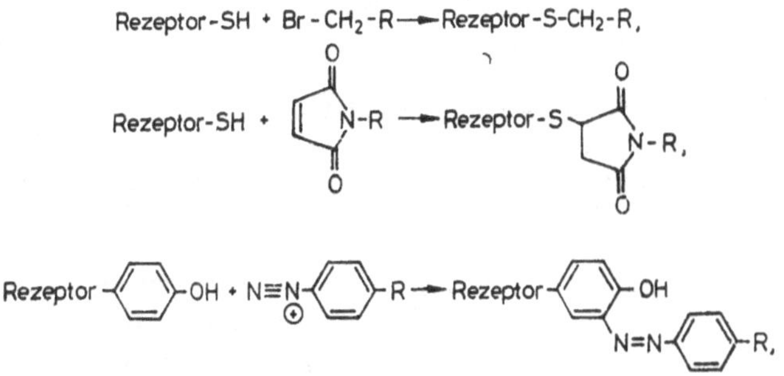

Eine spezielle Form der Affinitätsmarkierung stellt das „photoaffinity labeling“ dar. Ein Reagenz mit einer photoreaktiven Gruppe wird im Dunkeln dem zu untersuchenden System zugesetzt. Durch kurzzeitige Belichtung wird es aktiviert und, sofern hohe Affinität zum Rezeptor gesichert ist, dort gebunden. Als besonders geeignet haben sich Azide erwiesen, die bei Belichtung die hoch-reaktiven Nitrene bilden:

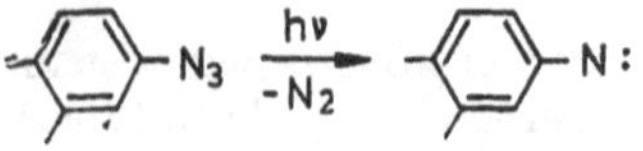

Diese reagieren z. B. mit benzoiden Gruppen (unter Bildung von Azepinen) oder mit Doppelbindungen (unter Bildung von Aziridinen).

Die „Sichtbarmachung“ der Bindung des Wirkstoffes kann auf verschiedene Weise erfolgen. Die häufigste Variante besteht im Einsatz radioaktiv markierter Derivate des Wirkstoffs unter bevorzugter Verwendung der Isotope ^{3}H und ^{125}I. Bei der Reaktion mit Diazoverbindungen wird eine Azogruppe ausgebildet, die sich spektroskopisch gut nachweisen läßt. Seltener werden Pharmakonmoleküle eingesetzt, an die ohne Verlust der biologischen Aktivität spektroskopisch nachweisbare Gruppen, sogenannte spektroskopische Sonden (Fluoreszenzsonden, Spinlabel), kovalent gebunden sind. Zuweilen wertet man auch den von Wirkstoffen nach kovalenter Bindung an das eisenhaltige Protein Ferritin hervorgerufenen Elektronenschatten mit Hilfe der Elektronenmikroskopie aus.

Beim Einsatz von Wirkstoffderivaten für die Affinitätsmarkierung kommt es allein auf die hohe Spezifität und Affinität zum Rezeptor an. Eine effektauslösende Wirkung ist nicht erforderlich. Inwieweit das Reagenz dominierend an den Rezeptor gebunden wird, kann vor allem dann gut überprüft werden, wenn es gelingt, die biologische Aktivität bei den Reinigungsoperationen zu erhalten (z. B. bei Enzymen). Eine Methode besteht darin, die biologische Aktivität als Funktion der zugegebenen Menge des Reagenz zu untersuchen. Erfolgt die Reaktion am Rezeptor, so muß ein „stöchiometrischer“ Aktivitätsverlust auftreten. Bei einer anderen Methode wird die Rezeptorbindungsstelle durch ein reversibel reagierendes Molekül (Protektor) geschützt. Tritt beim Umsatz dieser Probe mit dem Reagenz kein signifikanter Aktivitätsverlust mehr im Vergleich zur Reaktion mit einer Rezeptorfraktion ohne Protektor auf, so muß die chemische Modifizierung im wesentlichen im Rezeptorareal erfolgt sein.

Die zuletzt beschriebene Technik kann zu einer eigenen Methode der Rezeptormarkierung ausgebaut werden (differential labeling). Wieder wird das Rezeptorareal durch einen geeigneten Protektor reversibel geschützt. Anschließend erfolgt der Umsatz mit dem unmarkierten Reagenz, das mit außerhalb des Rezeptorareals befindlichen Gruppen durch Knüpfung kovalenter Bindungen reagiert. Nach der Entfernung des Protektors (z. B. durch Dialyse) tritt hinzugefügtes markiertes Reagenz nur noch mit geeigneten Gruppen des Rezeptorareals in Verbindung.

Ein Nachteil der Affinitätsmarkierung besteht darin, daß die biologische Aktivität verlorengeht, da die kovalente Bindung nur sehr schwer ohne Zerstörung der Proteinstruktur gelöst werden kann. Außerdem werden nur die Aminosäureketten erfaßt, die an der Ausbildung des Rezeptorareals beteiligt sind. Andere für die biologische Aktivität essentielle Komponenten, z. B. in einem aggregierten Proteinkomplex, können so nicht nachgewiesen werden[1]). In der Tab. 2 sind einige für die Affinitätsmarkierung membrangebundener Rezeptoren in Frage kommende Reagentien zusammengestellt.

2.3. Die chemische Natur der Rezeptoren

Geht man von der zunächst nur bekannten Struktur verschiedener Pharmaka aus, so kann man feststellen, daß pharmakodynamische Effekte, für die spezifische, hochaffine Wechselwirkungen zwischen Pharmaka und Rezeptor die Vorbedingung darstellen, im allgemeinen erst von mittelgroßen Molekülen mit etwa 8—20 Nichtwasserstoffatomen hervorgerufen werden. Relativ kleine Moleküle wie die Inhalationsnarkotika gehen überwiegend unspezifische Wechselwirkungen mit Strukturen des Biosystems ein. Aus diesen Befunden kann man schlußfolgern, daß das Vorliegen eines ausreichend großen, sterisch anpassungsfähigen und über mannigfaltige Wechselwirkungsmöglichkeiten verfügenden Rezeptorareals als strukturelle Voraussetzung eines Rezeptormoleküls zu betrachten ist. Es ist bereits erwähnt worden, daß es sich bei den molekularen Wechselwirkungspartnern der Pharmaka im wesentlichen um Biopolymere oder Molekülaggregate handelt. Betrachtet man die verschiedenen Biopolymere, so entsprechen diesen Forderungen die *Proteine* in optimaler Weise. Sie bilden, funktionell insbesondere als Enzyme oder als Kompo-

---

[1]) Beim Einsatz von Antagonisten anstelle von Agonisten (vgl. 3.4.2. und S. 147) ist zu bedenken, daß sich die Bindungsstellen unterscheiden können.

Tabelle 2
Einige Reagentien für die Affinitätsmarkierung membrangebundener Rezeptoren

Rezeptor	Reagenz
Opiat-	N-(2-p-Azidophenylethyl-1,1-$^3H_2$)-norlevorphanol 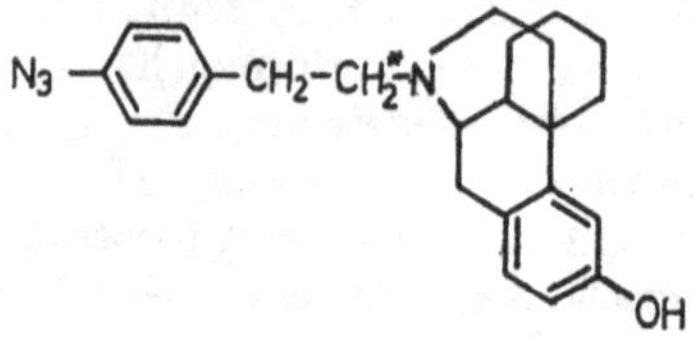
Acetylcholin-(nicotinartig)	4-(N-Maleimido)-benzyl-^{3}H-trimethylammoniumiodid (MBTA) 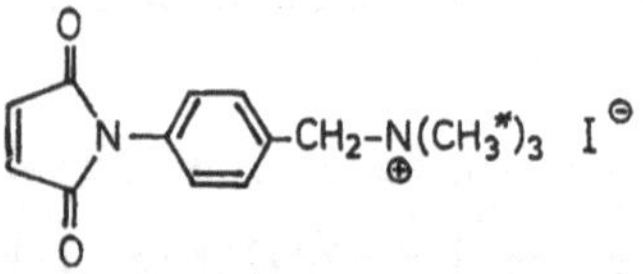
	Bromacetylcholinbromid $Br-CH_2-COOCH_2-CH_2-\overset{}{\underset{\oplus}{N}}(CH_3^*)_3 \quad Br^{\ominus}$
Acetylcholin-(muscarinartig)	p-Nitrophenyldiazonium-fluoroborat 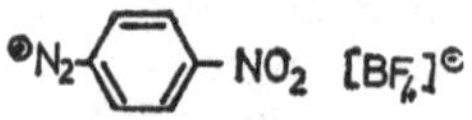
	N-(2-Chlorethyl)-N-methyl-2-acetoxy-ethylamin $Cl-CH_2-CH_2-\underset{\displaystyle CH_3}{\underset{\vert}{N}}-CH_2-CH_2-OCOCH_3$
β-Adreno-	N-(2-Hydroxy-3-naphthoxy-propyl)-N'-bromacetyl-ethylen-diamin 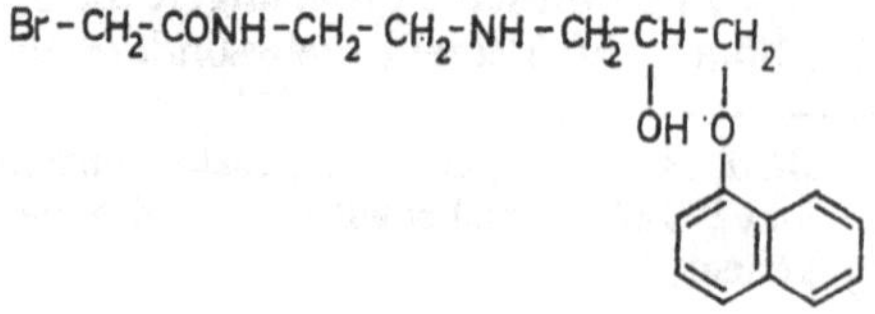

nenten von Hormon- oder Neurotransmitter-Rezeptoren, die größte Gruppe von Wirkstoff-Rezeptoren. Im allgemeinen scheint es sich um oligomere Proteine mit Molmassen zwischen 100000 und 300000 zu handeln, wobei die der erkennenden Untereinheit zwischen 40000 (Acetylcholin-Rezeptor, S. 166) und 180000 (Rezeptor des epidermal growth factor) schwankt.

Hinweise auf die Proteinnatur wichtiger Rezeptoren wie die der Hormone und Neurotransmitter erhält man z. B. durch die Aktivitätsverluste nach Behandeln mit proteolytischen Enzymen. Die Ergebnisse zahlreicher Untersuchungen an Enzymen (Angriffe von Wirkstoffen an aktiven oder regulatorischen Zentren, Assoziations-Dissoziationsvorgänge von Untereinheiten, viele enzymatisch kontrollierte chemische Umwandlungen) verdeutlichen die Eignung der Proteine sowohl als Targetmoleküle für die Wirkstoffe als auch als Transformations- und Effektorsysteme zur Weiterleitung des initialen Stimulus. Als weiterer Faktor der Variabilität kommt die Empfindlichkeit der Proteine gegenüber Änderungen des Milieus (pH-Wert, Ionenstärke, Temperatur, bei membrangebundenen Proteinen des physikochemischen Zustandes der hydrophoben Umgebung) hinzu.

Demgegenüber sind die Wechselwirkungen zwischen Pharmaka und den ebenfalls als Rezeptormoleküle in Frage kommenden *Nucleinsäuren* zumeist verhältnismäßig unspezifisch. Der im Vergleich zu den Proteinen relativ uniforme Aufbau von DNS und RNS läßt keine so große Mannigfaltigkeit verschiedenartiger Wechselwirkungsmöglichkeiten erwarten. Dementsprechend sind die Nucleinsäuren als Pharmakonrezeptoren von erheblich geringerer Bedeutung als die Proteine.

Polysaccharide als dritte Gruppe von Biopolymeren verfügen nur über wenige Wechselwirkungsmöglichkeiten dominierend polarer Natur. Ihrer biologischen Funktion nach vorwiegend Reservestoffe bzw. Strukturbildner kommen sie als Rezeptormoleküle praktisch nicht in Betracht. Einige Rezeptoren besitzen aber essentielle *Kohlenhydratbestandteile* (z. B. Acetylcholin-, Thyrotropin-, Insulin-, Gonadotropin-Rezeptor) in Form von Glycoproteinen. Die Zuckerreste scheinen für die Erkennung des Wirkstoffs, seine Bindung und u. U. auch die Weiterleitung des Stimulus von Bedeutung zu sein. So verliert der Thyrotropin-Rezeptor z. B. seine Bindungsfähigkeit, wenn er mit Neuraminidase behandelt wird, was auf die Anwesenheit endständiger Neuraminsäurereste hinweist. Der entsprechende Effekt kann beim Insulin-Rezeptor erst bei kombinierter Behandlung mit Neuraminidase und β-Galactosidase beobachtet werden. Alleinige Behandlung mit Neuraminidase verhindert lediglich die Weitergabe des Signals. Vorhandene Zuckerreste erlauben den bereits erwähnten Einsatz von mit Lectinen beladenem Trägermaterial zur Isolierung von Rezeptoren durch Affinitätschromatographie. In einigen Fällen scheinen die ausgenutzten Kohlenhydratreste jedoch außerhalb des Rezeptorareals zu liegen.

Auf eine wesentliche Rolle von *Phospholipiden* bei der Aufrechterhaltung der Aktivität einer Reihe von Rezeptoren (z. B. Corticotropin-, Glucagon-, beide Acetylcholin- und adrenerge Rezeptoren) kann aus dem Abfall der Bindungsfähigkeit nach Phospholipase-Behandlung geschlossen werden. Interessant ist der Befund, daß eine derartige Einwirkung im Falle des Insulin-Rezeptors die Bindungskapazität anwachsen läßt. Offenbar existieren hier Bindungsstellen, die ursprünglich durch Lipidmoleküle blockiert sind (*maskierte* Rezeptoren).

Die Aktivierung der membrangebundenen Rezeptoren durch Phospholipide ist meist unspezifisch in bezug auf die Kopfgruppe, den hydrophilen Teil des Phospholipids. Spezifisch durch Phosphatidylserin werden der Opiat-Rezeptor und die (Na^+/K^+)-ATPase der menschlichen Erythrozyten aktiviert.

Glycolipide werden ebenfalls als Bestandteile von Rezeptoren, wahrscheinlich in Form von Glycolipid-Protein-Komplexen, diskutiert, nachdem beobachtet wurde, daß z. B. Choleratoxin durch Ganglioside inaktiviert wird und die Bindung von Thyrotropin an die Schilddrüsen-Plasmamembran durch Ganglioside gehemmt wird. Ganglioside wurden als Komponenten der Rezeptoren von Choleratoxin (am wirksamsten war Gangliosid GM1) und anderer bakterieller Toxine, Interferone, Viren, Lectine und Hormone (Follitropin, Lutropin, Thyrotropin) erkannt. Sie sind hier an der Aktivierung der Adenylat-Cyclase beteiligt.

Wenn auch über die prinzipielle Bedeutung der in Frage kommenden verschiedenen Stoffklassen am Aufbau von Rezeptoren in den letzten Jahren einigermaßen Klarheit geschaffen werden konnte, so ist man von einer genauen Kenntnis der chemischen Struktur der Rezeptoren und vor allem der Stereochemie der Rezeptorareale noch weit entfernt. Präzisere Angaben über die Struktur der als Rezeptormoleküle in Frage kommenden Biopolymere lassen sich mit Hilfe der Röntgenstrukturanalyse gewinnen. Das setzt aber voraus, daß das Rezeptormolekül in ausreichender Menge und Reinheit isoliert und dann kristallin erhalten werden kann. Besondere Probleme treten bei den membrangebundenen Rezeptoren auf, deren Isolierung nur über eine Solubilisierung, deren biologische Aktivität aber erst in einer hydrophoben Umgebung mit spezifischen physikochemischen Eigenschaften erreicht wird. Die Kenntnisse bezüglich der Struktur des Rezeptormoleküls beschränken sich deshalb bisher auf Röntgenstrukturanalysen einiger Enzyme (z. B. Chymotrypsin, Lysozym, Carboxypeptidase A) und Enzym-Substrat- bzw. Enzym-Inhibitor-Komplexe sowie Untersuchungen am Myoglobin und einiger seiner Derivate mit Rückschlüssen auf das Rezeptorareal des Hämins. Aussagen über die Dynamik der Rezeptorstruktur sind damit nicht möglich. Immerhin liefert der Vergleich der Strukturdaten für das isolierte Enzym mit den für entsprechende Substrat- bzw. Inhibitor-Komplexe gewonnenen Strukturparametern in einigen Fällen gewisse Hinweise auf die Stereochemie der Rezeptorbindungsstelle.

Das Rezeptorareal kann einem Biopolymermolekül angehören oder durch Zusammenlagerung zweier oder mehrerer Moleküle gebildet werden. Wie aus Untersuchungen an Enzymen hervorgeht, können in der Primärstruktur einer Biopolymerkette weit entfernte Bausteine durch Ausbildung einer für die biologische Aktivität optimalen Tertiärstruktur das Rezeptorareal formen.

Für das Verständnis der Pharmakon-Rezeptor-Wechselwirkung ist die Berücksichtigung der *Dynamik* der Rezeptoren wesentlich. Der dynamische Charakter kann sich beziehen

- auf die Biosynthese und den biochemischen Abbau des Rezeptormoleküls,
- auf die Mobilität der Rezeptormoleküle in der biologischen Membran (S. 133), die auch die Möglichkeit einer durch Pharmaka, Hormone, Neurotransmitter u. a. induzierten Aggregation von Membranrezeptoren mit Effektormolekülen im Sinne der *mobile receptor hypothesis* bietet (S. 105), und
- auf die konformative Flexibilität des Rezeptormoleküls (S. 43), wobei an der Ausbildung der für die biologische Aktivität optimalen Tertiärstruktur sowohl das Pharmakon selbst als auch bestimmte *Kofaktoren* wie die bereits erwähnten Phospholipide, Coenzyme und Metallionen beteiligt sein können.

Kofaktoren verleihen Rezeptoren eine gewisse Labilität, so daß die Existenz eines Rezeptorareals zeitweiligen Charakter besitzt. Pharmaka können hier sowohl begünstigend auf die Formierung als auch durch Entfernung der Kofaktoren zerstörend auf die Struktur des Rezeptorareals einwirken.

Den wenigen Beispielen, für die vollständige Strukturinformationen vorliegen, steht eine größere Zahl von Fällen gegenüber, bei denen mit Hilfe verschiedener Methoden zumindest Teilinformationen über die chemische Natur sowie den Aufbau von Rezeptorarealen gewonnen werden konnten. Außer bei Enzymen ist ein besonders starker Zuwachs der Kenntnisse bei Hormon- und Neurotransmitter-Rezeptoren zu verzeichnen. Auf einige Beispiele wird später noch eingegangen werden (vgl. 6.2.).

Die Palette der methodischen Möglichkeiten, Hinweise zur Struktur von Rezeptorarealen zu erhalten, reicht von chemischen Untersuchungen bis zum Einsatz spektroskopischer Methoden wie NMR- und ESR-Spektroskopie. So kann man z. B. prüfen, ob die Pharmakon-Rezeptor-Wechselwirkung durch eine spezifische Reaktion geeigneter Reagentien mit bestimmten Aminosäuren beeinflußt wird. Wenn das der Fall ist, kann das als Anhaltspunkt für die Anwesenheit der jeweiligen Aminosäure im Rezeptorareal gelten. Außerdem ist es möglich, aus Reaktionen von Stoffen mit Rezeptoren, die unter Knüpfung einer kovalenten Bindung verlaufen, nach entsprechender Aufarbeitung und Identifizierung auf die bindende Gruppierung zu schließen. Für spektroskopische Untersuchungen kann man dazu wieder die bereits erwähnten spektroskopischen Sonden einsetzen. Schließlich liefert auch die Untersuchung der Milieuabhängigkeit (pH-Wert, Ionenstärke) der Pharmakon-Rezeptor-Wechselwirkung Aufschlüsse über die Beteiligung bestimmter Gruppen.

Eine der wichtigsten Methoden der Wirkstofforschung, um Informationen über die Struktur von Rezeptorarealen zu erhalten, besteht in der Untersuchung von Affinität und biologischer Aktivität systematisch variierter Derivate eines Wirkstoffes. Aus der Betrachtung der strukturellen Unterschiede der Derivate und der resultierenden Affinitäten und Aktivitäten kann man *indirekt*, d. h. allein aus der Struktur der Pharmaka, auf wesentliche Strukturelemente des Rezeptorareals und damit Strukturanforderungen an geeignete Pharmaka schließen, wenn man davon ausgeht, daß für eine optimale Wechselwirkung räumlich und elektronisch komplementäre Gruppierungen von Pharmakon und Rezeptor vorhanden sein müssen. Derartige Untersuchungen führen zu einer *Topographie von Rezeptorarealen* (*receptor mapping*). Man versteht darunter eine Charakterisierung der für die Bindung eines Pharmakons und die Auslösung eines Effektes erforderlichen Strukturelemente (Atome oder Atomgruppen) sowie eine Beschreibung ihrer räumlichen Anordnung. Obwohl die theoretischen Grundlagen derartiger Experimente, sei es in Form sogenannter Bindungsstudien zur Aufklärung von Zusammenhängen zwischen Struktur und Affinität oder einer pharmakologischen Charakterisierung durch Messung der Effekte in Abhängigkeit von der Dosis der Pharmaka erst später beschrieben werden (vgl. 3.3. und 3.4.), sollen zwei sehr einfache Beispiele für die Topographie von Rezeptorarealen, die in dieser Weise erhalten wurden, zur Illustration hier angegeben werden.

Bereits vor längerer Zeit ist für die Bindung des Acetylcholins an die Acetylcholinesterase ein Bindungsmodell vorgeschlagen worden, das von der Existenz einer anionischen Bindungsstelle,

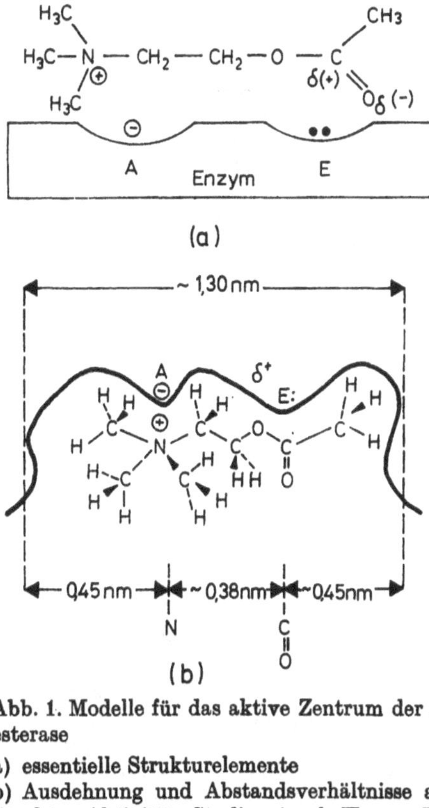

Abb. 1. Modelle für das aktive Zentrum der Acetylcholinesterase

a) essentielle Strukturelemente

b) Ausdehnung und Abstandsverhältnisse als Ergebnisse von Struktur-Aktivitäts-Studien (nach Hopff, W., Chem. i. u. Zeit 14 (1980) 82) an der die Ammoniumgruppe des Acetylcholins gebunden wird, und einer esteratischen Bindungsstelle, über die die Spaltung des Acetylcholins in Acetat und Cholin durch nucleophilen Angriff eingeleitet wird, im aktiven Zentrum des Enzyms ausgeht (Abb. 1a). Durch Testung systematisch variierter Cholinderivate gelangte man zu genaueren Vorstellungen von der räumlichen Gestalt und Ausdehnung des aktiven Zentrums der Acetylcholinesterase (Abb. 1b).

In ähnlicher Weise war es möglich, detailliertere Aufschlüsse über die sterischen Aspekte bei der Anlagerung von Thyroxinanaloga an eine hypothetische Rezeptoroberfläche sowie die unbedingt erforderlichen Strukturelemente zu erhalten (Abb. 2a).

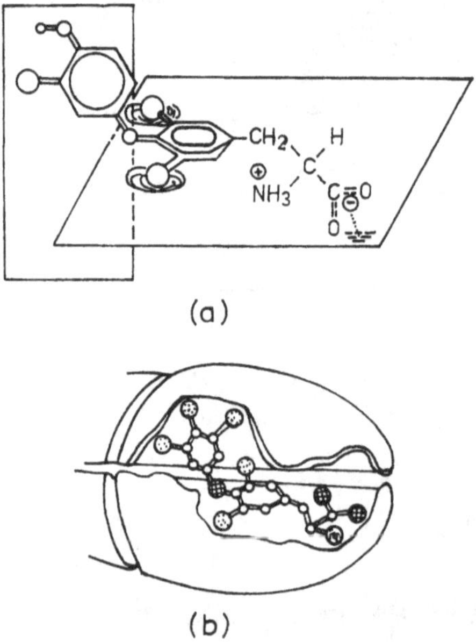

Abb. 2. Modelle für die Bindung von Thyroxin an seinen Rezeptor

a) prinzipielle Strukturvoraussetzungen als Ergebnis der Untersuchung von Struktur-Wirkungs-Beziehungen (nach Jorgensen, E. C., Pharmac. Ther. B 2 (1976) 661)
b) Modell der Wechselwirkung von Thyroxin mit thyroxinbindendem Protein auf der Grundlage von Röntgenstrukturdaten (nach: Blake, C. C. F., und S. J. Oatley, Nature 268 (1977) 115)

Diese Befunde konnten mit Hilfe kristallographischer Daten, die bei der Untersuchung der Wechselwirkung von Thyroxin mit thyroxinbindendem Protein gewonnen wurden, gestützt werden (Abb. 2b).

Obgleich derartige Modelle häufig nur sehr grobe Strukturinformationen über Rezeptorareale liefern, können sie doch bei der Entwicklung neuer Wirkstoffe eine wertvolle Hilfe darstellen. In manchen Fällen ist es sogar möglich, Rückschlüsse auf den Mechanismus der Pharmakonwirkung zu ziehen. Allerdings basieren solche Hinweise zur Topographie von Rezeptoren nicht selten auf kristallographischen Strukturdaten der jeweiligen Derivate, so daß eine Einschätzung der dynamischen Aspekte der Pharmakon-Rezeptor-Reaktion unmöglich ist. Außerdem ist mit Abweichungen der Struktur unter biologischen Bedingungen von der Kristallstruktur unbedingt zu rechnen.

Der Vergleich der Größe von Pharmaka und ihrer Affinitäten zum jeweiligen Rezeptor bzw. der von ihnen hervorgerufenen Effekte ermöglicht auch Grobabschätzungen der Ausdehnung von Rezeptorarealen. Danach ergeben sich in zahlreichen Fällen Werte um 1 nm^2. Dieser Wert kann jedoch im Einzelfall deutlich überschritten werden.

Über die in diesem Abschnitt interessierenden strukturellen Angaben, die man von Rezeptorarealen durch Bestimmung der Affinität und der Größe des hervorgerufenen Effektes in einer systematisch veränderten Pharmakaserie erhalten kann, hinaus, liefern derartige Untersuchungen Hinweise auf die Existenz *multipler Formen* oder *Subtypen* von Rezeptoren. Darunter versteht man die Erscheinung, daß für einen bestimmten endogenen Liganden mehrere, sich nach Struktur, Lokalisation, Funktion und Übertragungsmechanismus unterscheidende Rezeptoren existieren (vgl. S. 147).

3. Die Pharmakon-Rezeptor-Wechselwirkung

3.1. Phänomenologische Betrachtung

Um Wirkungen auslösen zu können, müssen Pharmaka zwei grundsätzliche Voraussetzungen erfüllen:

1. Sie müssen an den Rezeptor gebunden werden, d. h. über eine bestimmte *Affinität* zum Rezeptor verfügen.
2. Sie müssen *effektauslösende* Eigenschaften besitzen, d. h. als Folge der Pharmakon-Rezeptor-Wechselwirkung muß ein

biologisches Signal (Stimulus) resultieren. Diese Fähigkeit der Pharmaka wird als *Wirkaktivität* bezeichnet.

Das Ausmaß, mit dem ein Pharmakon in der Lage ist, beide Voraussetzungen zu erfüllen, hängt von seiner *elektronischen* und *räumlichen* Struktur ab. Pharmakon und Rezeptor stellen molekulare Gebilde dar. Zwischen ihnen bestehende Wechselwirkungen sind daher grundsätzlich physikalischer Natur. Aus klassisch-chemischer Sicht kommen für die Bildung von Pharmakon-Rezeptor-Komplexen nur Wechselwirkungen in Frage, die entweder zur Knüpfung *kovalenter Bindungen* führen, also mit Hilfe der Vorstellungen über das Zustandekommen chemischer Bindungen erklärt werden müssen, oder, im allgemeinen deutlich davon abgegrenzt, dem Bereich der *zwischenmolekularen* oder *zwischenatomaren Kräfte* zugerechnet werden können. Im zuerst genannten Fall verbinden sich zwei Atome oder Moleküle A und B zu einem „echten" *Molekül A—B*, im zweiten Fall wird ein van der WAALS-*Molekül A···B*, ein in der Regel instabileres Assoziat, gebildet.

Vor einer detaillierteren Charakterisierung der Wechselwirkungskräfte sollen beide Möglichkeiten anhand konkreter Beispiele in pauschaler Weise durch Betrachtung der energetischen Verhältnisse bei der Annäherung zweier Systeme (Atome oder Moleküle) aus unendlicher Entfernung verdeutlicht werden. Es soll lediglich davon ausgegangen werden, daß zwischen Atomen und Molekülen oder besser zwischen ihren Bausteinen, den Elektronen und Atomkernen, anziehende und abstoßende Kräfte wirken,

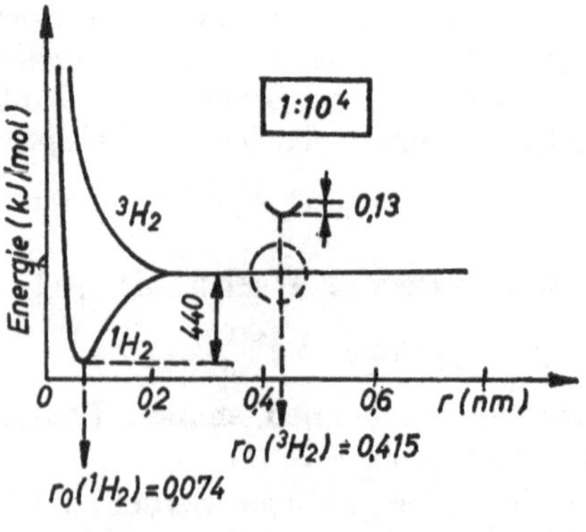

Abb. 3. Potentialkurve für den Singulett- und Triplettzustand des Wasserstoffmoleküls H_2 (nach: HOBZA, P., und R. ZAHRADNIK, Ergebn. exp. Med. 24 (1977) 13)

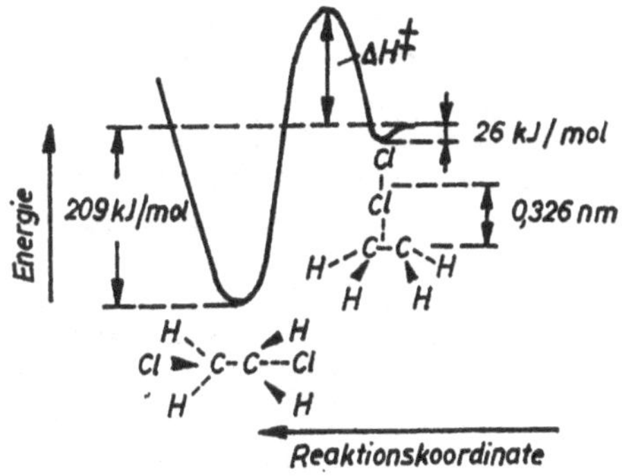

Abb. 4. Ausschnitt aus der Energiehyperfläche für die Reaktion von Chlor mit Ethylen unter Bildung eines van der WAALS-Moleküls (Charge-Transfer-Komplex) bzw. des Moleküls 1,2-Dichlorethan (nach HOBZA, P., und R. ZAHRADNIK, Ergebn. exp. Med. 24 (1977) 13)

deren Stärke zwar prinzipiell mit der Entfernung abnimmt, die jedoch über eine beachtliche Reichweite verfügen können.
In den Abb. 3 und 4 ist zu erkennen, daß die Wechselwirkungsenergie bei sehr großen Abständen praktisch gleich Null ist. Bei Annäherung der Systeme registriert man allmählich zunehmende Stabilisierung. Offenbar dominieren zunächst anziehende Kräfte. Bezüglich des weiteren Potentialverlaufs kann man die folgenden Möglichkeiten unterscheiden:

1. *Ausbildung von* van der WAALS-*Molekülen:* Die Wechselwirkungsenergie durchläuft in einem Abstandsbereich von etwa 0,25—0,5 nm ein Minimum. Die zugehörigen Energiewerte liegen in etwa zwischen —0,01 und —40 kJ/mol. Derartige Minima identifiziert man mit der Existenz von van der WAALS-Molekülen, für deren Bildung die zwischenmolekularen (-atomaren) Kräfte verantwortlich gemacht wurden[1]). In den Abb. 3 und 4 werden derartige Spezies bei der Reaktion zweier Wasserstoffatome mit parallelem Elektronenspin bzw. der Reaktion von Chlor mit Ethylen zu einem sogenannten Charge-Transfer-Komplex sichtbar. Bei der Annäherung molekularer Systeme ist infolge unterschiedlicher Orientierungsmöglichkeiten der Sub-

[1]) Es wird später noch gezeigt werden, daß für die Bildung derartiger Assoziate nicht immer allein zwischenmolekulare Kräfte verantwortlich sind.

systeme mit der Existenz mehrerer van der WAALS-Moleküle zu rechnen. Im allgemeinen bleibt die Wechselwirkung der Subsysteme auf die Ausbildung von van der WAALS-Molekülen beschränkt. Kontinuierlich anwachsende Abstoßung der Partner verhindert nach Durchlaufen des Potentialminimums ihre weitere Annäherung, verdeutlicht durch die Potentialkurve für die Bildung eines Triplettwasserstoffmoleküls.

2. *Knüpfung chemischer Bindungen:* Im Falle der Annäherung zweier Moleküle können die van der WAALS-Moleküle aber auch den Ausgangspunkt einer chemischen Reaktion darstellen, d. h. nach Überwindung einer mehr oder weniger hohen Energiebarriere (Aktivierungsbarriere, vgl. S. 41), wird ein weiteres Minimum in einem Abstandsbereich von etwa 0,08—0,2 nm erreicht. Die zugehörigen Energiewerte sind deutlich größer und liegen etwa zwischen —40 und —420 kJ/mol. Es ist chemische Bindung eingetreten. Einen derartigen Vorgang veranschaulicht das Energieprofil der Reaktion von Chlor und Ethylen zu 1,2-Dichlorethan in Abb. 4. Ein Beispiel für die Molekülbildung bei der Annäherung zweier Atome zeigt die Potentialkurve für den Singulettgrundzustand des gewöhnlichen Wasserstoffmoleküls (Abb. 3). Hier registriert man kontinuierlich zunehmende Stabilisierung bis zum Molekülminimum.

Sowohl die Knüpfung kovalenter Bindungen als auch die Bildung von van der WAALS-Molekülen findet man tatsächlich als Ergebnis der Pharmakon-Rezeptor-Wechselwirkung vor. Im ersten, weniger bedeutenden Fall bewirkt die große Stabilität chemischer Bindungen praktisch eine Irreversibilität des Assoziationsvorgangs, deren Konsequenzen noch zu diskutieren sind. Als weitaus wichtiger und häufiger ist jedoch die Ausbildung von van der WAALS-Molekülen als erstem Schritt in der pharmakodynamischen Phase anzusehen. Man kann diesen Vorgang als ein sich einstellendes dynamisches Gleichgewicht

$$P + R \underset{k_{diss}}{\overset{k_{ass}}{\rightleftharpoons}} P\cdots R \tag{3.1}$$

betrachten, das thermodynamisch durch die Freie Standardreaktionsenthalpie ΔG^0 und die Gleichgewichtskonstante K_{ass} gemäß

$$\Delta G^0 = -RT \ln K_{ass} = \Delta H^0 - T\Delta S^0 \tag{3.2}$$

charakterisiert wird. Darin bedeuten R die universelle Gaskonstante, T die absolute Temperatur, ΔH^0 die Standardreaktionsenthalpie und ΔS^0 die Standardreaktionsentropie. Bei der Bildung der relativ labilen van der WAALS-Moleküle kann die Änderung der Entropie (Wechselwirkungsentropie) über den Term $T\Delta S^0$ für den durch ΔG^0 bestimmten Gesamtvorgang von sehr großer, z. T. ausschlaggebender Bedeutung sein. Dieser Aspekt wird oft durch alleinige Betrachtung der durch ΔH^0 charakterisierten energetischen Verhältnisse außer acht gelassen. Als im gleichen Maße auch für die Knüpfung chemischer Bindungen gültige Faustregel mag die Feststellung dienen, daß der bestimmende Charakter der Entropieänderung um so geringer ist, je stärker die Wechselwirkungskräfte sind.

Die thermodynamische Gleichgewichtskonstante K_{ass} ist gleich dem Quotienten aus den Geschwindigkeitskonstanten der Assoziationsreaktion k_{ass} und der Dissoziationsreaktion des Pharmakon-Rezeptor-Komplexes k_{diss}. Diese Beziehung verknüpft thermodynamische und kinetische Aspekte der Pharmakon-Rezeptor-Reaktion miteinander und macht darauf aufmerksam, daß eine alleinige thermodynamische Betrachtung, wie die Gln. (3.1) und (3.2) sie induzieren, den Vorgängen der Pharmakon-Rezeptor-Wechselwirkung nicht gerecht wird.

Aus den Ergebnissen der Untersuchung der Reaktionen relativ kleiner Moleküle, wie Pharmaka sie im allgemeinen darstellen, mit biologischen Makromolekülen, z. B. Rezeptorstrukturen, kann man folgern, daß Gl. (3.1) nur den Bruttovorgang der Bildung eines Pharmakon-Rezeptor-Komplexes beschreibt. Die detaillierte kinetische Analyse hat ergeben, daß primär ein labiler Diffusionskomplex entsteht, dessen Bildung durch die Geschwindigkeitskonstante k_{D^+} charakterisiert wird. Dieser Diffusionskomplex kann einerseits mit der Geschwindigkeitskonstanten k_{D^-} wieder in die Ausgangskomponenten zerfallen und andererseits sich entsprechend der Geschwindigkeitskonstanten k_{T^+} in den eigentlichen Pharmakon-Rezeptor-Komplex umwandeln:

$$P + R \underset{k_D^-}{\overset{k_D^+}{\rightleftharpoons}} [P\text{---}R]_{\text{diff}} \underset{k_T^-}{\overset{k_T^+}{\rightleftharpoons}} P\cdots R. \qquad (3.3)$$

Infolge Diffusion kommen die Partnermoleküle in den Wirkungsbereich ihrer durch die konkrete Molekülstruktur bestimmten Kraftfelder. Bewegungs- und Orientierungsmöglichkeiten, die zu größerer Stabilität des Gesamtsystems führen, werden begünstigt (statistisch wahrscheinlicher), andere eingeschränkt (statistisch unwahrscheinlicher). Man kann vom Beginn der *Erkennungsphase* von Pharmakon und Rezeptor sprechen. Die

Bildung des Diffusionskomplexes ist also als Diffusionsvorgang unter dem Einfluß zwischenmolekularer Wechselwirkungen zu betrachten. Ebenso unterliegt der Dissoziationsvorgang des Diffusionskomplexes in Form einer „Wegdiffusion" der Partner dem Wirken der zwischenmolekularen Kräfte.

Setzt man voraus, daß ein Pharmakon-Rezeptor-Komplex gebildet werden soll, insgesamt also anziehende Kräfte zwischen den Partnern überwiegen, so zeigt eine theoretische Analyse der Diffusionsprozesse im zwischenmolekularen Kraftfeld, deren Ergebnisse hier lediglich mitgeteilt werden können, daß die anziehenden Kräfte die Assoziation über die durch freie Diffusion bestimmten Verhältnisse hinaus nicht in so erheblichem Maße zusätzlich begünstigen, sondern vielmehr die Dissoziation des Diffusionskomplexes durch Erschwerung der Diffusion der Subsysteme aus dem Wechselwirkungsbereich beeinträchtigen. Die Verlangsamung der dissoziativen Diffusion des Diffusionskomplexes infolge der anziehenden Kräfte ist von großer Bedeutung, weil dadurch die Zahl der Kontaktmöglichkeiten zwischen Pharmakon- und Rezeptormolekülen, bevor sie sich dem zwischenmolekularen Kraftfeld wieder entziehen können, erhöht wird. Damit steigen die Chancen für eine elektronisch und sterisch optimale Ausbildung des Pharmakon-Rezeptor-Komplexes. Dieser Aspekt ist auch im Hinblick auf die Effektuierungsprozesse wichtig, da Transformationsreaktionen der Pharmakon-Rezeptor-Komplexe, z. B. in alternative van der Waals-Molekülstrukturen oder allgemein andere sterische Anordnungen, die u. U. erst der biologisch aktiven (effektstimulierenden) Orientierung der Partner entsprechen, begünstigt werden.

Insgesamt ergibt sich auf der Grundlage dieser Betrachtungen, daß die Geschwindigkeitskonstante für die Bildung des Pharmakon-Rezeptor-Komplexes (k_{ass} in Gl. 3.1) oft der Geschwindigkeitskonstanten für den assoziativen Diffusionsvorgang k_{D^+} gleichgesetzt werden kann.[1]) Die Ausildung der Pharmakon-Rezeptor-Komplexe erfolgt also im allgemeinen sehr schnell mit Geschwindigkeitskonstanten, die typischen Werten für diffusionskontrol-

---

[1]) Die Berechtigung für dieses Vorgehen kann man durch Anwendung des *Quasistationaritätsprinzips* nach Bodenstein bez. des Diffusionskomplexes im Reaktionsschema (3.3.) unter Beachtung der im Verhältnis zu den anderen Geschwindigkeitskonstanten kleinen Werte von k_{D^-} nachweisen. In gleicher Weise resultiert der im folgenden beschriebene Ausdruck für k_{diss}.

lierte Reaktionen von 10^7—10^9 $mol^{-1} \cdot s^{-1}$ ziemlich nahekommen. In die Geschwindigkeitskonstante k_{diss} gehen dagegen sowohl die Geschwindigkeitskonstante für den dissoziativen Diffusionsvorgang k_{D^-} als auch die Geschwindigkeitskonstanten k_{T^+} und k_{T^-}, die die Umwandlung des Diffusionskomplexes in den Pharmakon-Rezeptor-Komplex betreffen, ein. Unter diesen Bedingungen ist zu erwarten, daß die Werte der Assoziationsgeschwindigkeitskonstanten k_{ass} für die Bildung zahlreicher Pharmakon-Rezeptor-Komplexe wenig voneinander abweichen, demgegenüber jedoch die Geschwindigkeitskonstanten der Dissoziation k_{diss} infolge des Einflusses des jeweils vorliegenden speziellen Kraftfeldes auf die Größe von k_{D^-} sowie die reaktionsspezifischen Werte von k_{T^+} und k_{T^-} deutlich variieren. Diese Erwartung konnte experimentell bestätigt werden. Damit zeigt sich, daß Unterschiede in den durch die Gleichgewichtskonstante k_{ass} charakterisierten Affinitäten verschiedener Pharmaka zum Rezeptor wesentlich durch die Unterschiede in den Dissoziationsgeschwindigkeitskonstanten bestimmt werden (vgl. auch 3.4.5.).

Sofern die Kinetik der Bildungs-, Dissoziations- und Transformationsreaktionen von van der WAALS-Molekülen, also auch von Pharmakon-Rezeptor-Komplexen dieses Typs, nicht diffusionskontrolliert ist, ist ihre Beschreibung, wie für chemische Reaktionen generell, im allgemeinen im Rahmen der *Theorie des Übergangszustands* mit Hilfe der EYRING-*Gleichung* (3.4) möglich.

Dabei geht man davon aus, daß es für den Ablauf einer chemischen Reaktion erforderlich ist, daß die Reaktionspartner über eine ausreichende Energie, ausgedrückt durch die *Aktivierungsenthalpie* $\Delta H^{\neq}$, und eine geeignete räumliche Anordnung zueinander, ausgedrückt durch die *Aktivierungsentropie* $\Delta S^{\neq}$ (beide Parameter bezogen auf den Ausgangszustand), verfügen. $\Delta H^{\neq}$ und $\Delta S^{\neq}$ ergeben nach Gl. (3.2) die *Freie Aktivierungsenthalpie* der Reaktion $\Delta G^{\neq}$, die die Höhe der zu überwindenden *Aktivierungsbarriere* charakterisiert. Die „reaktionsbereite" Anordnung der Moleküle wird als *Übergangszustand* oder *aktivierter Komplex* bezeichnet. Für die Geschwindigkeitskonstante einer Reaktion gilt dann

$$k = \frac{k_B \cdot T}{h} \cdot \exp\left(-\Delta H^{\neq}/RT\right) \cdot \exp\left(\Delta S^{\neq}/R\right)$$

$$= \frac{k_B \cdot T}{h} \exp\left(-\Delta G^{\neq}/RT\right). \tag{3.4}$$

Darin bedeuten k_B die BOLTZMANN-Konstante, T die absolute Temperatur, h das PLANCKsche Wirkungsquantum und R die Gaskonstante.

Für den Temperaturbereich, in dem Pharmakon-Rezeptor-Reaktionen meistens untersucht werden, reicht oft die einfachere ARRHENIUS-*Gleichung* zur Beschreibung von Reaktionen aus:

$$k = A \cdot \exp\left(-E_a/RT\right). \tag{3.5}$$

In dieser Beziehung stellt E_a die *Aktivierungsenergie*, d. h. die Energie, über die die Moleküle verfügen müssen, um eine Reaktion möglich zu machen, dar. Der Faktor A ist als Produkt zweier Größen aufzufassen, die erste entspricht der Zahl der Kontakte oder Zusammenstöße der Reaktionspartner, die zweite drückt den Einfluß der sterischen Anordnung der Komponenten zueinander für den Ablauf der Reaktion aus. Durch Bestimmung der Geschwindigkeitskonstanten k bei verschiedenen Temperaturen sind die ARRHENIUS-Aktivierungsparameter A und E_a experimentell zugänglich und können, wie der Vergleich mit der EYRING-Gleichung zeigt, leicht in Beziehung zur Aktivierungsenthalpie und -entropie gesetzt werden.

Die Ausbildung von Pharmakon-Rezeptor-Komplexen, sei es durch Knüpfung kovalenter Bindungen oder durch Bildung von van der WAALS-Molekülen, kann den biologischen Effekt unmittelbar nach sich ziehen. Man denke z. B. an eine irreversible (erster Fall) oder reversible (zweiter Fall) Blockierung des aktiven Zentrums eines Enzyms. Es war jedoch schon darauf hingewiesen worden, daß die Pharmakon-Rezeptor-Wechselwirkung häufig als Stimulus aufzufassen ist, den man als Rezeptoraktivierung kennzeichnen kann und der erst in den biologischen Effekt transformiert wird. In einem van der WAALS-Molekül kann man (im Gegensatz zu Molekülen) die Individualität der Bindungspartner noch deutlich erkennen. Abhängig von der Stärke der Wechselwirkung treten jedoch mehr oder weniger große Änderungen der Molekülgeometrie (Bindungslängen und -winkel, Torsionswinkel), der Elektronenverteilung und physikochemischer Eigenschaften der Subsysteme oder gar völlig neuartige Effekte, wie z. B. Charge-Transfer-Banden im Elektronenspektrum, auf. Man beachte z. B. in Abb. 4 die Auslenkung der Ethylenwasserstoffatome aus der Molekülebene bei der Bildung des Charge-Transfer-Komplexes mit Chlor. Die durch das Pharmakon im Rezeptormolekül bei der Komplexbildung induzierten spezifischen Änderungen der elektronischen und räumlichen Struktur können den Ausgangspunkt für ein biologisches Signal bzw. eine Stimulus-Effekt-Transformation darstellen. Die Auslösung eines Stimulus bzw. die Rezeptoraktivierung kann man durch die Erweiterung des Schemas der Pharmakon-Rezeptor-Reaktion (3.1) um einen reversiblen Aktivierungsschritt, bei dem aus dem zunächst entstandenen Assoziat der aktive Zustand des Rezeptors R* gebildet wird, kenntlich machen:

$$P + R \rightleftharpoons P \cdots R \leftrightharpoons P \cdots R^*. \qquad (3.6)$$

Von ganz besonderer Bedeutung sind in diesem Zusammenhang die Auswirkungen der Pharmakon-Rezeptor-Wechselwirkungen auf die Freiheitsgrade der inneren Rotation des Pharmakon- und Rezeptormoleküls, speziell auf die Rotation um formale Einfachbindungen.

Grundsätzlich existieren für die Atome eines Moleküls gegebener Konfiguration unendlich viele räumliche Anordnungen bei Rotation um eine Einfachbindung, die sich im allgemeinen in ihrer potentiellen Energie unterscheiden. Sie werden als *Konformationen* bezeichnet. Die Konformationen, die den Minima der potentiellen Energie entsprechen, heißen *Konformere*. Konformere einer Verbindung sind durch mehr oder weniger große Energiebarrieren (Rotationsbarrieren) voneinander getrennt.

Die Konformeren von Pharmakon- und Rezeptormolekül können, aber müssen nicht den für eine optimale Pharmakon-Rezeptor-Wechselwirkung oder Effektuierung erforderlichen räumlichen Anordnungen entsprechen (sterische Voraussetzungen für die Pharmakon-Rezeptor-Wechselwirkung). Es ist möglich, daß instabilere Konformationen über eine geeignetere Raumstruktur dafür verfügen. In Abhängigkeit von den energetischen Verhältnissen kann es daher unter dem Einfluß der zwischenmolekularen Kräfte zu mehr oder weniger großen Konformationsänderungen im Pharmakon- und Rezeptormolekül kommen. Die Pharmakon-Rezeptor-Reaktion ist somit als dynamischer Prozeß der Optimierung sterischer und elektronischer Eigenschaften in Richtung günstiger Wechselwirkung aufzufassen. Man spricht auch von einer *wechselseitigen Anpassung* von Pharmakon- und Rezeptormolekül (*induced-fit-Konzept*, vgl. S. 72). Auch Konformationsänderungen müssen aus kinetischer Sicht betrachtet werden. Es ist anzunehmen, daß zu Beginn der Erkennungsphase die meisten Kontakte zwischen Pharmakon- und Rezeptormolekülen in ihren Vorzugskonformationen stattfinden, da diese auf Grund ihrer Stabilität statistisch begünstigt sind[1]). Existieren auf Grund

---

[1]) Grundsätzlich existiert jeder Konformationszustand N_i von N möglichen Konformationszuständen mit einer Wahrscheinlichkeit von

der zwischenmolekularen Wechselwirkungen thermodynamisch stabilere Anordnungen, so wird sich das ursprüngliche Assoziat mehr oder weniger schnell umlagern. Im allgemeinen Reaktionsschema (3.6.), bei dem die Art und Weise der Rezeptoraktivierung nicht näher spezifiziert wurde, könnte der aktivierte Zustand des Rezeptors z. B. einem energetisch günstigeren Konformationszustand entsprechen. Eine Reihe von Befunden weist darauf hin, daß Konformationsänderungen von Makromolekülen (z. B. Enzymen) oft relativ langsam ablaufen. Viele Pharmaka besitzen eine beachtliche konformative Flexibilität. Man muß davon ausgehen, daß Konformationsänderungen mit einem Energieaufwand von 20—25 kJ · mol^{-1} bezogen auf die Verhältnisse im Ausgangszustand bei der Bildung von Pharmakon-Rezeptor-Komplexen durchaus möglich sind. In vielen Fällen bedeutet das praktisch die Einbeziehung aller Konformationen in die Betrachtungen. Wenn man zusätzlich in Rechnung stellt, daß möglicherweise Energie für die Ausführung von Konformationsänderungen aus dem Ablauf biochemischer Reaktionsketten bezogen werden kann, wird deutlich, wie schwierig es ist, das Ausmaß der Strukturänderungen bei der Ausbildung des Pharmakon-Rezeptor-Komplexes sowohl hinsichtlich der energetisch günstigen Anordnung der Wechselwirkungspartner als auch ihrer für die Effektuierung notwendigen Orientierung (beides kann, aber muß nicht identisch sein) abzuschätzen oder gar vorauszusagen. Meistens betreffen die einzigen Informationen, über die man verfügt, die Struktur der Konformeren des Pharmakons. Die Situation wird noch dadurch komplizierter, daß die Konformationsverhältnisse in starkem Maße durch das Milieu (Lösungsmittel, pH-Wert, Ionen, Adsorptionsvorgänge usw.) beeinflußt werden. Inwieweit Milieufaktoren die Bildung von Pharmakon-Rezeptor-Komplexen begünstigen oder beeinträchtigen, ist im Einzelfall kaum zu sagen.

Konkrete Hinweise auf die große Bedeutung von Konformationsänderungen an sich, deren Postulierung eine wichtige Voraussetzung einer Reihe theoretischer Modelle zur Erklärung von Pharmakonwirkungen

---

$N_i/N = \exp(-E_i/kT)/\sum_j \exp(-E_j/kT)$ (MAXWELL-BOLTZMANN-Statistik). E_i stellt die Energie des i-ten Konformationszustandes dar, k die BOLTZMANN-Konstante und T die absolute Temperatur. Im Nenner der rechten Seite wird über alle möglichen Zustände summiert (Zustandssumme).

ist (vgl. 3.3.4. und 3.4.6.), hat man bei der Untersuchung zahlreicher Enzymreaktionen erhalten. So kann die Reaktion eines Pharmakons mit einer regulatorischen Bindungsstelle eines Enzyms zu einer Konformationsänderung führen, durch die das aktive Zentrum seine optimale Struktur erhält oder verliert. In anderen Fällen kann die durch die Pharmakon-Rezeptor-Reaktion induzierte Konformationsänderung ihrerseits zu Konformationsänderungen in Molekülen führen, die mit dem Rezeptormolekül Kontakt haben (Untereinheiten von Enzymen, an den Rezeptor gebundene Enzyme) und deren Aktivierung oder Desaktivierung bewirken. Konformationsänderungen im Rezeptormolekül erweisen sich somit nicht nur als Resultat der Pharmakon-Rezeptor-Wechselwirkung schlechthin, sondern als wichtige Mechanismen der Effektauslösung oder der Stimulus-Effekt-Transformation.

Die Beleuchtung der Konformationsproblematik bei der Pharmakon-Rezeptor-Wechselwirkung macht klar, daß die auf Emil Fischer zurückgehende Beschreibung als *Schlüssel*(Pharmakon)-*Schloß* (Rezeptor)-*Reaktion* nicht allgemein gültig sein kann. Dabei werden *a priori* vorhandene, zueinander passende, starre Strukturen von Pharmakon und Rezeptormolekül vorausgesetzt. Im Sinne der Anschaulichkeit wird der Vergleich der Pharmakon-Rezeptor-Wechselwirkung mit dem Anziehen eines Handschuhs (*Hand-Handschuh-Relation*) den stattfindenden Vorgängen mehr gerecht.

3.2. Die Natur der Wechselwirkungskräfte

Es ist heute möglich, die Phänomene *Chemische Bindung* und *Zwischenmolekulare* (*-atomare*) *Wechselwirkungen* einheitlich auf quantenmechanischer Grundlage zu erklären. Dabei zeigt sich, daß es sich in beiden Fällen lediglich um Modellvorstellungen handelt, auf die streng genommen verzichtet werden könnte.

Der am meisten verbreitete quantenmechanische (quantenchemische) Formalismus zur Beschreibung der Eigenschaften von Atomen und Molekülen ist die *Theorie der Molekülorbitale* (*MO-Theorie*). Die Unterschiede zwischen Atomen und Molekülen verschwinden im Rahmen dieser Theorie insofern, als nur ihre Bausteine Elektronen und Atomkerne, die über eine kinetische Energie verfügen und elektrostatische Wechselwirkungen aufeinander ausüben, betrachtet werden. Durch (im allgemeinen mehr oder weniger genäherte) Lösung der Schrödinger-*Gleichung* für ein System aus n Elektronen und N Atomkernen für verschiedene Kernanordnungen erhält man alle möglichen *Energiezustände* (*Eigenwerte*) der Elektronen sowie die zugehörigen, den jeweiligen Zustand beschreibenden *Wellen-* oder *Zustandsfunktionen* (*Eigenfunktionen*). Es hat sich eingebürgert, Wellenfunktionen, die Zustände von Systemen mit einem Atomkern beschreiben, als ***Atomorbitale*** (***AOs***), entsprechend solche für Systeme mit mehreren Atomkernen als ***Molekülorbitale*** (***MOs***) zu bezeichnen. Jeder atomare oder molekulare Zustand kann zweimal vorkommen, wenn er mit den beiden möglichen Spinfunktionen kombiniert wird. Man sagt, jedes AO oder MO kann von zwei Elektronen mit entgegengesetztem (antiparallelem) Spin „besetzt" werden (PAULI-Prinzip). Kennt man die Wellenfunktionen eines Systems, so sind auch andere Eigenschaften zugänglich.

Auf die skizzierte Weise sind z. B. die Potentialkurven der Abb. 3 und 4 zustandegekommen. Die Energieminima entsprechen den günstigsten Anordnungen mit der größten Stabilisierungsenergie (Wechselwirkungsenergie) ΔE_W, die sich als Differenz der Energien des Gesamtsystems E_G (Supersystem, Supermolekül) in der jeweiligen Atomanordnung und der in gleicher Weise berechneten für die es aufbauende Subsysteme $A, B, C, \ldots$ gemäß

$$\Delta E_W = E_G - \sum_{I=A}^{I} E_I \qquad (3.7)$$

ergibt.

Es ist zu erkennen, daß man durchaus ohne die Begriffe Atom, Molekül, Chemische Bindung oder Zwischenmolekulare Wechselwirkungen auskommen und sich allein auf die numerische Betrachtung der berechneten energetischen Verhältnisse stützen könnte, die darüber entscheiden, ob gegenüber den Ausgangskomponenten (im ersten Fall Atome, im zweiten Moleküle) energetisch günstigere Zustände, die mit den Bezeichnungen Molekül bzw. van der WAALS-Molekül belegt wurden, oder ungünstigere Zustände resultieren.

Der enorme Aufwand, der mit der Durchführung von Berechnungen ausreichender Genauigkeit für die Beschreibung von Bindungsvorgängen in beliebig großen Systemen verbunden ist, läßt den routinemäßigen Einsatz solcher theoretischer Methoden allerdings nicht zu. Um so wichtiger ist es, durch die Analyse der an einfachen Modellsystemen gewonnenen, sehr genauen Resultate die wesentlichen Mechanismen zu erkennen, die in den verschiedenen Bereichen der Potentialkurven zu so unterschiedlichen Charakteristika führen können. Die so nützlichen und erfolgreichen klassischen Modelle der chemischen Bindung und der zwischenmolekularen Wechselwirkungen erhalten auf dem Boden der Quantenmechanik gewissermaßen nachträglich eine theoretische Fundierung, die nicht nur ihre Beibehaltung aus Zweckmäßigkeitsgründen ermöglicht, sondern auch den Anwendungsbereich derartiger Vorstellungen sichtbar werden läßt.

Aus der Analyse der bei der geschlossenen theoretischen Behandlung atomarer und molekularer Wechselwirkungsphänomene erhaltenen Ergebnisse geht hervor, daß man bez. der physikalischen Natur der Wechselwirkungskräfte drei Bereiche in den Potentialkurven unterscheiden kann:

1. den *Bereich der chemischen Bindungskräfte*, in dem die typischen Molekülminima zu finden sind,
2. den *Bereich ausschließlich wirkender zwischenmolekularer Wechselwirkungskräfte* (van der WAALS-*Kräfte*) bei großen Abständen der Subsysteme etwa bei den van der WAALS-Molekülminima beginnend,
3. den *Übergangsbereich* bei „mittleren" Abständen der Subsysteme, in dem im allgemeinen die van der WAALS-Molekülminima liegen. Hier müssen sowohl die zwischenmolekularen Wechselwirkungskräfte als auch für das Zustandekommen chemischer Bindungen verantwortliche Effekte beachtet werden, ohne daß dabei chemische Bindung erfolgt.

3.2.1. Der Bereich der chemischen Bindungskräfte

Ohne eine detaillierte Erläuterung geben zu können, sei hier lediglich festgestellt, daß bei der quantenmechanischen Analyse atomarer und molekularer Wechselwirkungen die *Interferenz* infolge der *Überlappung* von Atom- oder Molekülzuständen, mathematisch gekennzeichnet durch das Produkt der entsprechenden Atom- oder Molekülorbitale, als wesentliches Element für das Zustandekommen chemischer Bindungen erkannt wurde. Die Rechnung zeigt, daß die Wechselwirkung von unvollständig besetzten (unter Beachtung des Elektronenspins) bzw. besetzten mit unbesetzten atomaren oder molekularen Elektronenzuständen der Partner zu einer Ladungsanhäufung (Erhöhung der Aufenthaltswahrscheinlichkeit der Elektronen) in der Bindungsregion führt, die man mit der chemischen Bindung identifizieren kann. Dahinter verbirgt sich ein kompliziertes Zusammenspiel der potentiellen und kinetischen Energie der Elektronen im Feld der Kerne, in dem die Erniedrigung der kinetischen Energie für die chemische Bindung von ausschlaggebender Bedeutung ist. Demgegenüber führt die Überlappung vollständig besetzter Molekül- oder Atomzustände zur Verminderung der Ladung in der Bindungsregion und damit zur Abstoßung der Partnersysteme. Die Wechselwirkungsenergie hängt im wesentlichen exponentiell vom Abstand der Systeme ab und ist daher von kurzer Reichweite, wie die früher gegebenen Positionscharakteristika der molekularen Minima der Potentialkurven belegen.

Hinsichtlich der Pharmakon-Rezeptor-Wechselwirkung ist davon auszugehen, daß kovalente Bindungen infolge ihrer hohen Stabilität im allgemeinen in der Biophase nicht wieder gelöst werden können. Wirkstoffe, die auf diese Weise an die Rezeptoren gebunden werden, sind daher meist stark *toxisch.* Ihre Wirkung hält lange an. Zahlreiche Chemotherapeutika entfalten ihre Wirkung durch Knüpfung kovalenter Bindungen. Dazu zählen z. B. die β-Lactam-Antibiotika, die sogar über eine sehr geringe Toxizität für den Wirtsorganismus verfügen, da sie selektiv ein nur in Bakterien vorhandenes Enzym, die am Aufbau der Bakterienzellwand beteiligte Alanin-Carboxypeptidase, angreifen. Weit weniger selektiv wirken die als Zytostatika bei der Krebschemotherapie und Immunsupression eingesetzten, vorwiegend mit den nucleophilen Heteroatomen der Nucleinsäuren (aber auch von Proteinen) reagierenden Alkylierungsmittel. Das Antibiotikum Mitomycin bildet kovalente Quervernetzungen zwischen komplementären DNS-Strängen, so daß sich die Doppelhelix nicht mehr öffnen kann. Die als Insektizide benutzten Phosphorsäureester und Carbamate acylieren die Hydroxygruppe enzymatischer Serinreste im aktiven Zentrum (S. 142). Kovalent an den Mercaptogruppen von Enzymen oder Proteinen greifen bestimmte Quecksilber- und Arsenverbindungen an.

In manchen Fällen läßt sich die Wirkung solcher Pharmaka durch bestimmte endogene oder exogene Reaktivatoren wieder aufheben. Ein Beispiel für die Lösung kovalenter Bindungen stellt der Einsatz stark nucleophiler Hydroxylaminderivate (Pralidoximiodid, Obidoximchlorid) bei Vergiftungen mit Phosphorsäureestern entsprechend folgendem Schema dar:

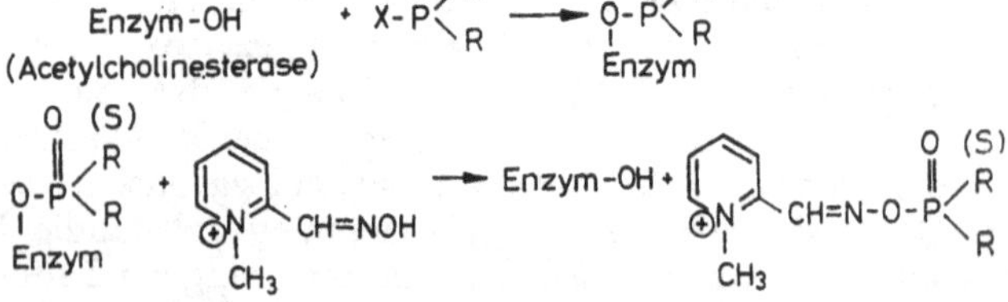

Hinsichtlich der durch Alkylantien chemisch veränderten Nucleinsäurebasen verfügen die Zellen über bestimmte Reparaturmechanismen. Schließlich kann auch durch Neusynthese der Rezeptoren ein Abklingen der toxischen Effekte erfolgen.

3.2.2. *Der Bereich der zwischenmolekularen Wechselwirkungskräfte* (van der Waals-*Kräfte*)

Jenseits der van der Waals-Molekülminima brauchen chemische Bindungskräfte nicht mehr beachtet zu werden, da die Überlappung atomarer oder molekularer Zustände praktisch gleich Null geworden ist. Dennoch weisen die Potentialkurven in diesem Bereich Stabilisierung bei Annäherung der Systeme nach. Dafür sind die zwischenmolekularen (-atomaren) Kräfte verantwortlich. Darunter versteht man alle elektrischen Wechselwirkungen der Ladungsverteilungen der Subsysteme, sei es in Form direkter Coulomb-Wechselwirkungen oder indirekter Wechselwirkungen infolge gegenseitiger Polarisation der Ladungsverteilungen. Führt man die noch zu erläuternde *Multipolvorstellung* ein, so kann man unter diesem Oberbegriff alle *permanenten* und *temporären Multipol-Wechselwirkungen* zwischen den beteiligten Systemen zusammenfassen.

Der im folgenden gewählten Darstellung der wesentlichen Erscheinungen liegt eine störungstheoretische quantenmechanische Behandlung zugrunde. Dabei geht man davon aus, daß die intermolekularen Kräfte in dem in Frage kommenden Abstandsbereich relativ klein sind und lediglich zu geringen Störungen in den Subsystemen führen, die daher noch durch die als bekannt vorausgesetzten ungestörten Wellenfunktionen beschrieben werden können. Die Störungen werden von den von Subsystem zu Subsystem wirkenden abstoßenden und anziehenden Kräften zwischen Elektronen, Kernen bzw. Elektronen und Kernen verursacht. Die exakte Berechnung, auf die hier nicht eingegangen werden kann, liefert die Wechselwirkungsenergie als Summe von Störtermen verschiedener Ordnung, wobei man sich im allgemeinen auf die der 1. und 2. Ordnung beschränkt. Die im weiteren Verlauf genannten konkreten Wechselwirkungstypen entsprechen diesen Störtermen oder sind Teile von ihnen. Bei ihrer Veranschaulichung kann man sich z. T. die aus der klassischen Physik stammende Multipolvorstellung zunutze machen.

Jedes Molekül stellt eine räumliche Ladungsverteilung dar. Auch in einem neutralen Molekül sind positive Kernladungen und negative Elektronenladungen im allgemeinen nicht uniform im Raum verteilt. Für eine gegebene Kernanordnung existieren unterschiedliche *Aufenthaltswahrscheinlichkeiten* der Elektronen an verschiedenen Orten, so z. B. an den Atomen des Moleküls. Einige Atome im Molekül verfügen über eine höhere, andere über eine niedrigere Elektronendichte bezogen auf die Elektronenzahl im isolierten Atomzustand. Man spricht von positiven bzw. negativen *Nettoladungen* an den Atomen. Das ist die Folge der verschiedenen Gewichte, mit denen die überlappenden Zustände unterschiedlicher Atome in den gebildeten Molekülzustand eingehen. Aufenthaltswahrscheinlichkeiten und Ladungsverteilungen sind über das Quadrat der jeweiligen Zustandsfunktion zugänglich.

Klassisch-chemisch wird dieser Sachverhalt durch den Begriff der *Elektronegativität* verdeutlicht. Sie soll das Bestreben der Atome kennzeichnen, Bindungselektronenpaare für sich in Anspruch zu nehmen, so daß in einer zwischen unterschiedlichen Atomen geknüpften kovalenten Bindung ein Partner *partiell* negativ, der andere *partiell* positiv geladen ist.

Jede quantenmechanisch erhaltene Ladungsverteilung, z. B. in Form der Atom-Nettoladungen, kann durch eine *Entwicklung nach Multipolen* beliebiger Ordnung dargestellt werden. Unter einem *Multipol* (2^n-Pol) versteht man die räumlich symmetrische Anordnung von 2^{n-1} positiven und 2^{n-1} negativen Ladungen ($n = 1, 2, 3 \ldots, n$). Dementsprechend stellen z. B. das Fluorwasserstoffmolekül einen Dipol, Kohlendioxid einen Quadrupol und Siliciumtetrafluorid einen molekularen Oktupol dar[1]). Vorhandene Ladungen, z. B. bei Ionen, treten als Monopolterme in der Multipolentwicklung auf. Bei komplizierter aufgebauten Molekülen ist die Situation nicht so einfach überschaubar wie in den genannten Beispielen. Die formal mathematische Durchführung der Multipolentwicklung in solchen Fällen, auf die hier verzichtet werden muß, gibt Aufschluß über die *Anteile der verschiedenen Multipole* (*Multipolmomente*) an einer Gesamtladungsverteilung. Alle von Null verschiedenen Werte von Multipolmomenten einer molekularen Ladungsverteilung werden als *permanente* Multipolmomente bezeichnet.

Die erste Gruppe zwischenmolekularer Kräfte umfaßt daher die elektrostatischen Wechselwirkungen vorhandener permanenter Multipole. Im Rahmen der Störungsrechnung resultiert dieser Beitrag als Störterm 1. Ordnung. Die genaue Rechnung für zwei über permanente Multipolmomente verfügende Moleküle A und B zeigt die in Tab. 3 gegebene Abhängigkeit der Wechselwirkungsenergie vom Abstand R der Subsysteme.

Alle Wechselwirkungen nehmen mit größer werdendem Abstand R ab. Die stärksten und weitreichendsten Kräfte bestehen offenbar zwischen zwei Ladungen (*Ionenbindung*). Die Wechselwirkungen permanenter Multipole können je nach Orientierung

---

[1]) Exakter ist es zu sagen, der niedrigste nichtverschwindende Term der Multipolentwicklung für diese Moleküle charakterisiert einen Dipol, Quadrupol bzw. Oktupol.

Tabelle 3

Abstandsabhängigkeit der Wechselwirkungsenergien permanenter Multipole bis zur 3. Ordnung

Potenz des Abstandes R	Molekül A	Molekül B
R^{-1}	Ladung	Ladung
R^{-2}	Ladung	Dipolmoment
	Dipolmoment	Ladung
R^{-3}	Ladung	Quadrupolmoment
	Dipolmoment	Dipolmoment
	Quadrupolmoment	Ladung
R^{-4}	Ladung	Oktupolmoment
	Dipolmoment	Quadrupolmoment
	Quadrupolmoment	Dipolmoment
	Oktupolmoment	Ladung

und Ladung der Systeme anziehend oder abstoßend sein. Be- Mittelung über alle Orientierungen (Ladungen ausgenommen) sollten die Beiträge daher verschwinden. Tatsächlich sind die energetisch günstigeren Orientierungen jedoch aus statistischen Gründen etwas bevorzugt.

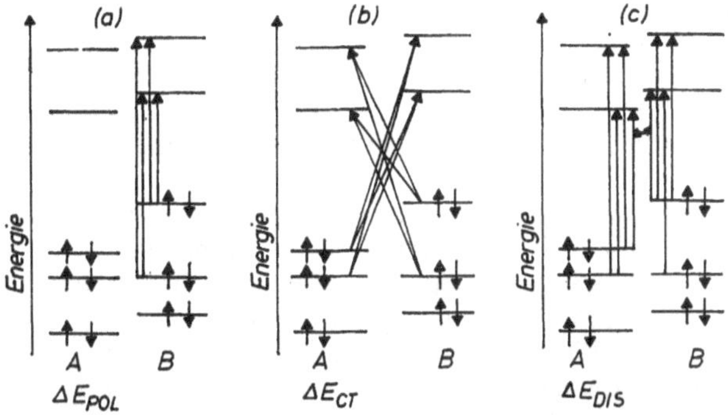

Abb. 5. Schematische Erklärung der Herkunft verschiedener Beiträge der intermolekularen Wechselwirkung auf der Grundlage von Molekülorbitaldiagrammen

a) Polarisationsenergie b) Charge-Transfer-Energie
c) Dispersionsenergie
(nach: Schuster, P., W. Jakubetz und W. Marius, Top. Curr. Chem. **60** (1975) 1)

Sind alle Terme der Multipolentwicklung gleich Null, so besitzt ein Molekül keine permanenten Multipolmomente. Befindet sich ein solches Molekül jedoch im elektrischen Feld eines über permanente Multipolmomente verfügenden Moleküls, so können in ihm Multipolmomente *induziert* werden (*Übergangsmultipolmomente*). Man spricht von einer *dynamischen Polarisationswechselwirkung* zwischen den Systemen.

Man kann sich diesen Vorgang anhand eines Molekülorbital-Schemas verdeutlichen (Abb. 5). Die Moleküle *A* und *B* befinden sich in ihrem stabilsten Zustand (Grundzustand), d. h. die Elektronen besetzen die energetisch günstigsten Zustände. Molekül *A* verfügt im Gegensatz zu *B* über permanente Multipolelemente. Durch sein elektrisches Feld werden im Molekül *B* Elektronenübergänge aus besetzten in energetisch ungünstigere unbesetzte Energieniveaus erzwungen. Damit sind Ladungsverschiebungen verbunden, die zu den Übergangsmultipolmomenten verschiedener Ordnung im Molekül *B* führen.

Die wichtigsten Terme der Wechselwirkung permanenter mit induzierten Multipolen sind die zwischen einer Ladung und einem induzierten Dipolmoment. bzw. zwischen permanentem und induziertem Dipolmoment. Die Wechselwirkungsenergie (*Polarisations-* oder *Induktionsenergie*) fällt im ersten Fall mit R^{-4}, im zweiten Fall mit R^{-6} ab. Alle Wechselwirkungen dieses Typs sind grundsätzlich anziehend. Induzierte Multipolmomente sind temporär, da sie die Anwesenheit von Molekülen mit permanenten Multipolmomenten erfordern.

Die dritte Gruppe zwischenmolekularer Kräfte umfaßt die zwischen Molekülen ohne permanente Multipolmomente. Dieser Wechselwirkungstyp ist nur quantenmechanisch erklärbar (im Gegensatz zu den beiden bereits besprochenen, die auch über klassisch-physikalische Vorstellungen zugänglich sind) und schwer zu veranschaulichen. Die folgende Betrachtung mag der Illustration dienen. Man kann ein Wasserstoffatom als einen von Proton und Elektron gebildeten Dipol auffassen, dessen Orientierungen jedoch alle gleich wahrscheinlich sind, da keine Energieunterschiede bestehen. Im zeitlichen Mittel liegt also kein Dipol vor. Die Situation ändert sich in einem System aus zwei Wasserstoffatomen. Die Orientierungen der temporären Dipole sind nun nicht mehr gleich wahrscheinlich, sondern solche, bei denen günstigere elektrostatische Wechselwirkungen bestehen (z. B. Orientierung I in Abb. 6), sind gegenüber anderen (z. B. Orientierung II in Abb. 6) bevorzugt.

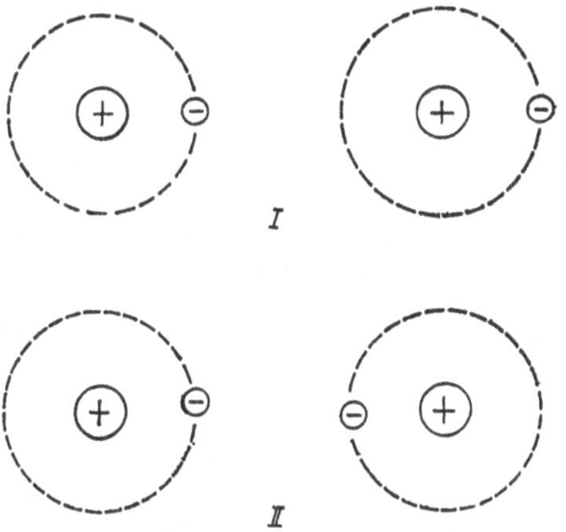

Abb. 6. Schematische Darstellung einer stabilisierenden (I) und destabilisierenden Wechselwirkung (II) zweier temporärer Dipole von Wasserstoffatomen zum Verständnis der Dispersionswechselwirkung

Die Elektronen bewegen sich in einem solchen System nicht mehr unabhängig voneinander. Sie *korrelieren* ihre Bewegungen im Sinne größerer Stabilisierung (*Elektronenkorrelation*). Die Wechselwirkung *temporärer* (*fluktuierender*) Multipole ist allgemein unter dem Namen LONDONsche *Dispersionskräfte*[1]) bekannt. Sie ist grundsätzlich anziehend und, wie das Beispiel zeigt, schon auf atomarer Stufe vorhanden. Man beschränkt sich bei ihrer Betrachtung zumeist auf die Wechselwirkung temporärer Dipole, obwohl selbstverständlich auch höhere temporäre Multipolmomente existieren. Die Wechselwirkungsenergie (*Dispersionsenergie*) zweier temporärer Dipole nimmt mit R^{-6} ab.

In einem MO-Schema (Abb. 5) kann man die Dispersionswechselwirkung als gleichzeitig erfolgende, aufeinander abgestimmte Erzeugung von Übergangsmultipolen in beiden Subsystemen darstellen. Man beachte z. B. die gleiche Abstandspotenz der Wechselwirkungsenergie eines permanenten Dipols mit einem induzierten Dipol (Polarisationsenergie) und zweier temporärer Dipole (Dispersionsenergie). Polarisations- und Dispersionsenergie sind die beiden wichtigsten Terme 2. Ordnung der quantenmechanischen Störungstheorie.

---

[1]) Häufig bezeichnet man nur diesen speziellen Wechselwirkungstyp als van der WAALS- oder LONDON-van der WAALS-Wechselwirkung.

3.2.3. Der Übergangsbereich

Bei „mittleren" Molekülabständen der Subsysteme verdienen zunächst zwei Wechselwirkungstypen besondere Beachtung, die in enger Beziehung zur Überlappung von Atom- oder Molekülzuständen stehen, die als wesentliches Element für das Zustandekommen chemischer Bindungen herausgestellt wurde, ohne daß es jedoch in den nun zu betrachtenden Fällen zur Herausbildung kovalenter Bindungen kommt. Zusätzlich wirken in diesem Abstandsbereich die bereits besprochenen van der Waals-Wechselwirkungen.

1. Die Charge-Transfer(CT)-Wechselwirkung: Zu ihrer Erklärung kann man an die früher getroffene Feststellung anknüpfen, daß die Wechselwirkung besetzter mit unbesetzten Atom- oder Molekülzuständen zu einer Stabilisierung des Gesamtsystems führt. Das Zustandekommen einer Charge-Transfer-Wechselwirkung stellt man sich nun so vor, daß Wechselwirkungen zwischen besetzten Elektronenzuständen des einen Subsystems mit unbesetzten des anderen bestehen.

Im MO-Schema (Abb. 5) wird das durch Elektronenübergänge aus Zuständen des Systems A in unbesetzte des Systems B und umgekehrt veranschaulicht. Die stärkste Wechselwirkung sollte zwischen dem energetisch höchsten besetzten Molekülorbital (highest occupied molecular orbital, HOMO), aus den Elektronen mit dem geringsten Energieaufwand (niedrigste Ionisierungsenergie) angeregt werden können, und dem niedrigsten unbesetzten Molekülorbital (lowest unoccupied molecular orbital, LUMO) der Systeme, für das die günstigste Elektronenaffinität besteht, existieren, vor allem dann, wenn beide Orbitale energetisch dicht zusammenliegen. Außer von der Differenz der Energien der beteiligten Orbitale hängt das Ausmaß der CT-Wechselwirkung von der Größe der Überlappung der entsprechenden Zustände ab. Sie ist dem Quadrat des Überlappungsintegrals proportional und fällt daher mit größer werdendem Abstand der Systeme schnell ab. Der Beitrag der CT-Wechselwirkung zur Stabilisierungsenergie stellt einen weiteren Störterm 2. Ordnung dar.

Klassisch-chemisch wird dieser Wechselwirkungstyp auch als *Elektronendonator(-donor)-Elektronenakzeptor-Bindung* bezeichnet. Man will damit ausdrücken, daß derartige Effekte vor allem dann auftreten, wenn in einem Strukturbereich des einen Subsystems Elektronenmangel besteht, in Strukturbereichen des Partners dagegen Elektronenüberschuß. Bedingt durch die große Beweglichkeit der π-Elektronen sowie die für eine günstige Überlappung geeignete planare Struktur kommen als Donatoren und Akzeptoren vorrangig π-Elektronensysteme (Olefine, Aromaten) in Frage. Über gute Donatoreigenschaften verfügen darüber hinaus Moleküle, die Atome mit freien Elektronenpaaren (lone-pairs) enthalten.

2. *Die Austausch-Repulsions-Wechselwirkung:* Hierbei handelt es sich um einen destabilisierenden Wechselwirkungstyp quantenmechanischer Natur, der seine Ursache in dem bereits erwähnten Umstand hat, daß die Wechselwirkung vollständig besetzter Molekül- oder Atomzustände abstoßenden Charakter hat.

Das Ausmaß der Austausch-Repulsion ist ebenfalls ungefähr dem Quadrat der Überlappung proportional und nimmt daher mit größer werdendem Abstand der Systeme schnell ab. Zusammen mit den COULOMB-Energiebeiträgen permanenter Multipole, von denen bei mittleren und kleinen Abständen die destabilisierenden infolge der Durchdringung der Elektronenhüllen der Systeme überwiegen, bestimmt die Austausch-Repulsion den schließlich repulsiven Verlauf der Potentialkurven in diesen Abstandsbereichen bei weiterer Annäherung der Subsysteme. Beide Beiträge repräsentieren die Störterme 1. Ordnung.

Das Zusammenwirken zwischenmolekularer Kräfte sowie von Überlappungseffekten im Übergangsbereich wird besonders deutlich bei der Betrachtung eines speziellen Wechselwirkungstyps, nämlich der sogenannten *Wasserstoffbrückenbindung*. Betrachtet man Systeme, bei denen sie auftritt, so kann man die folgenden Merkmale erkennen:

1. Der Wechselwirkungspartner A (*Protonendonator*) verfügt über eine stark polare X-H-Bindung. Als Atome X kommen nur besonders elektronegative wie F, O, N in Frage, von denen für Pharmaka in diesem Zusammenhang nur Sauerstoff und Stickstoff von Interesse sind.
2. Der Wechselwirkungspartner B (*Protonenakzeptor*) besitzt Atome Y mit hoher negativer Nettoladung. Hierfür kommen wiederum nur die bereits genannten, besonders elektronegativen, zusätzlich über freie Elektronenpaare verfügenden Atome in Frage.
3. Die erforderlichen Strukturelemente müssen eine geeignete räumliche Orientierung zueinander einnehmen können. Die günstigste Situation liegt vor, wenn X-H-Bindung und Atom Y auf einer Geraden entsprechend der folgenden schematischen Darstellung liegen:

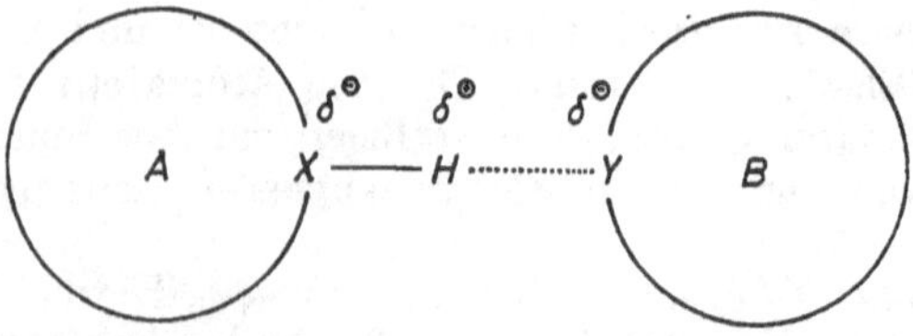

Aus der rein phänomenologischen Aufzählung der strukturellen Voraussetzungen für das Zustandekommen einer Wasserstoffbrücke wird klar, daß beide Wechselwirkungspartner im allgemeinen beachtliche Dipolmomente besitzen. Ein beträchtlicher Teil der Stabilisierung kann daher als Folge der elektrostatischen Wechselwirkung permanenter Multipole, speziell der über eine noch ziemlich beachtliche Reichweite verfügenden permanenten Dipole, erklärt werden. Demzufolge wird die Wasserstoffbrückenbindung häufig als typisches Phänomen zwischenmolekularer Kräfte angesehen, zumal die Stabilisierungsenergien in der überwiegenden Zahl der Fälle in einem Bereich von 10—40 kJ · mol^{-1} liegen. Tatsächlich reichen jedoch elektrostatische Multipol-Multipol-Wechselwirkungen allein nicht zur korrekten Beschreibung des Gesamtphänomens aus. An zahlreichen Beispielen kann demonstriert werden, daß sich die Atome der Wechselwirkungspartner näher kommen, als man das beim Bilanzieren stabilisierender van der Waals-Kräfte und abstoßender Effekte infolge elektrostatischer Coulomb-Wechselwirkungen der sich durchdringenden Systeme sowie der Austausch-Repulsion erwarten sollte. In Extremfällen erreichen Wasserstoffbrücken Stabilisierungsenergien, die im Anfangsbereich chemischer Bindungsenergien liegen. Die offenbar vorhandene zusätzliche Stabilisierung kann als Folge einer CT-Wechselwirkung zwischen den *X-H*- und *Y*-Strukturelementen der Wechselwirkungspartner erklärt werden. Dabei geht Ladung vom Atom *Y* in das antibindende Orbital der *X-H*-Bindung über.

3.2.4. Pharmakon-Rezeptor-Wechselwirkungen als Teil eines komplexen Wechselwirkungsgeschehens: Hydrophobe Wechselwirkungen

Der Übersichtlichkeit halber war die Pharmakon-Rezeptor-Wechselwirkung bisher im wesentlichen als isolierter Prozeß, gewissermaßen als bimolekulare Reaktion in der Gasphase betrachtet worden. Tatsächlich findet sie jedoch in einer höchst variablen Umgebung, deren Charakter durch verschiedenste Faktoren wie polare Lösungsmittel, speziell Wasser, bestimmte Kationen und Anionen, apolare und polare Membranregionen u. a. bestimmt sein kann. So gesehen ist die Pharmakon-Rezeptor-Wechselwirkung lediglich als ein Bestandteil eines in Wahrheit sehr komplexen Wechselwirkungsgeschehens zwischen allen Komponenten des Systems aufzufassen. Unter diesem Aspekt sind auch die verschiedenen, bereits diskutierten Bindungsarten zwischen Pharmakon und Rezeptor zu sehen.

Sehr deutlich treten Umgebungseffekte bei der Betrachtung elektrostatischer Wechselwirkungen zutage. Man muß z. B. davon ausgehen, daß polare Regionen oder ionische Gruppen des Pharmakon- und Rezeptormoleküls im wäßrigen Milieu hydratisiert vorliegen. Die Ausbildung eines Pharmakon-Rezeptor-Komplexes durch elektrostatische Wechselwirkungen erfordert somit das „Aufbrechen" der Hydrathüllen. Die Pharmakon-Rezeptor-Reaktion tritt in Konkurrenz zu den Hydratationsvorgängen der Subsysteme. Die Stärke der elektrostatischen Wechselwirkungen ist der Dielektrizitätskonstanten des Milieus umgekehrt proportional. Das bedeutet z. B. im Lösungsmittel Wasser eine drastische Senkung der elektrostatischen Stabilisierungsenergien und damit auch der Reichweite solcher Wechselwirkungen. Allerdings ist zu berücksichtigen, daß die Dielektrizitätskonstante entlang von Proteinoberflächen deutlich kleiner als in reinem Wasser ist, so daß elektrostatische Wechselwirkungen hier beträchtlich wirksam werden können. Vorhandene Ionen setzen die Stabilität elektrostatisch zusammengehaltener Pharmakon-Rezeptor-Komplexe ebenfalls herab.

Eine Erscheinung von überragender Bedeutung für die Bildung von Pharmakon-Rezeptor-Komplexen, die nur erklärt werden kann, wenn die Pharmakon-Rezeptor-Wechselwirkung eingebettet in das Milieu gesehen wird, stellen die sogenannten *hydrophoben Wechselwirkungen* (*hydrophobe Kräfte, hydrophobe Bindungen, Hydrophobizität, apolare Bindung*) dar. Man versteht darunter das Phänomen der Zusammenlagerung apolarer Moleküle oder Gruppen (im allg. Kohlenwasserstoffe) im wäßrigen Milieu. In der Tat wirken zwischen Kohlenwasserstoffmolekülen anziehende Kräfte, deren Natur in den vorausgehenden Abschnitten beschrieben wurde. Eine Analyse der energetischen Verhältnisse zeigt jedoch, daß das Ausmaß dieser Wechselwirkungen gering ist, daß es energetisch sogar günstiger für ein Kohlenwasserstoffmolekül ist, sich anstelle einer Aggregation mit gleichartigen Partnern mit Wassermolekülen zu umgeben. Eine Aufklärung des Phänomens wird erst durch Betrachtung aller Terme in Gl. (3.2) bezogen auf das Gesamtsystem bestehend aus Wasser- und Kohlenwassersmolekülen möglich. Bisher war nur die energetische Seite (charakterisiert durch ΔH) diskutiert worden.

Wasser ist ein Lösungsmittel mit „Eigenstruktur". In vereinfachter Form kann man von einem dreidimensionalen Netzwerk fluktuierender Wasserstoffbrücken sprechen. Bringt man in dieses System ein Kohlenwasserstoffmolekül, so tritt neben der den Prozeß begünstigenden Enthalpieerniedrigung ($\Delta H < 0$) eine Entropieerniedrigung ($\Delta S < 0$) auf, da die Bewegungsmöglichkeiten der in der Nähe des Kohlenwasserstoffmoleküls befindlichen Wassermoleküle gegenüber den ursprünglich vorliegenden Verhältnissen eingeschränkt werden. Es ist ein Zustand höherer Ordnung entstanden. Das Kohlenwasserstoffmolekül verstärkt gewissermaßen das Wasserstoffbrückensystem in seiner Nähe. Es wirkt „strukturbildend". Die Entropieerniedrigung (multipliziert mit T) ist größer als der Beitrag der Enthalpieerniedrigung, so daß ΔG für diesen Prozeß gemäß Gl. (3.2) positiv ist. Die Einbringung eines Kohlenwasserstoffmoleküls in Wasser ist demnach ein thermodynamisch unfreiwillig verlaufender Prozeß, letztlich zu erkennen an der schlechten Löslichkeit von Kohlenwasserstoffen in Wasser.

Die hydrophobe Wechselwirkung zwischen Kohlenwasserstoffmolekülen ist nun als *partielles* „Rückgängigmachen" dieses bezogen auf die Wasserstruktur entropisch benachteiligten Prozesses aufzufassen. Bei Anwesenheit mehrerer Kohlenwasserstoffmoleküle führt ihre Zusammenlagerung zur Ausbildung einer gemeinsamen Hydrathülle, die kleiner ist, als die Summe der Hydrathüllen der Einzelmoleküle. Ein Teil der Wassermoleküle ist wieder freigesetzt worden. Dieser Vorgang ist demnach mit einer Erhöhung der Entropie ($\Delta S > 0$), einer Erniedrigung des Ordnungsgrades des Systems entsprechend, verbunden. Die Zusammenlagerung verläuft thermodynamisch freiwillig, da der Term $T\Delta S$ das Vorzeichen ΔG ($\Delta G < 0$) dieses Teilvorgangs bestimmt. Die Kohlenwasserstoffmoleküle werden gewissermaßen aus dem Lösungsmittel hinausgedrängt. Sie bilden eine zweite Phase mit möglichst geringer Kontaktoberfläche zum Lösungsmittel. Die geläufigen Bezeichnungen hydrophobe Wechselwirkungen u. ä. setzen den Akzent für die Erklärung dieser Erscheinung im Grunde falsch, da sie sich letztlich aus den strukturellen

Eigenschaften des Lösungsmittels Wasser ergibt und weniger mit den Wechselwirkungen zwischen den hydrophoben Gruppen selbst zu tun hat. Da zahlreiche Pharmaka und Rezeptormoleküle über hydrophobe Gruppierungen verfügen, spielen freiwillig verlaufende Zusammenlagerungen entsprechender Strukturelemente eine große Rolle bei der Ausbildung und Formierung von Pharmakon-Rezeptor-Komplexen.

Derartige Erscheinungen treten, wenn auch nicht so ausgeprägt, bei anderen Lösungsmitteln mit Eigenstruktur (z. B. Alkohole) ebenfalls auf, so daß man hydrophobe Wechselwirkungen oder Hydrophobizität als Spezialfall einer allgemeinen Erscheinung (*Solvophobizität, solvophobe Wechselwirkung*) sehen muß.

Betrachtet man Gl. (3.2), so ist zu erkennen, daß die Stärke hydrophober Wechselwirkungen im Gegensatz zu allen anderen bisher besprochenen Bindungsarten mit steigender Temperatur zunehmen sollte. Auch Elektrolyte verstärken die Tendenz hydrophober Aggregation.

3.2.5. Die Bedeutung der verschiedenen Bindungsarten für die Pharmakon-Rezeptor-Wechselwirkung

Abschließend zur Darstellung der Natur der Wechselwirkungskräfte zwischen Pharmakon und Rezeptor sollen einige Ausführungen zur Bedeutung der verschiedenen Wechselwirkungstypen für die Ausbildung von Pharmakon-Rezeptor-Komplexen gemacht werden. Über die Auswirkungen kovalenter Bindungen ist bereits gesprochen worden.

Es ist zweckmäßig, davon auszugehen, daß zwischen hochspezifisch wirkenden Pharmaka und Rezeptoren bei der Ausbildung von Pharmakon-Rezeptor-Komplexen mehrere unterschiedliche Bindungsarten gleichzeitig betätigt werden. Nur so ist eine gewisse Garantie für die Realisierung einer ausreichenden Affinität und spezifischen Wirkaktivität gegeben (vgl. S. 118). Sind mehrere Bindungsarten vorhanden, so ist zu beachten, daß die Formierung des Pharmakon-Rezeptor-Komplexes als Optimierung der Stabilisierungsenergie des gesamten Gebildes unter Berücksichtigung der vorliegenden sterischen Gegebenheiten gesehen werden muß. Die optimalen Anordnungen für die einzelnen Wechselwirkungen müssen also nicht realisiert sein. Die Beteiligung verschiedener Bindungsarten an der Pharmakon-Rezeptor-Wechselwirkung erhöht die Wahrscheinlichkeit für das Auffinden von Stoffen, die nur über die eine oder andere Möglichkeit der Wechselwirkung verfügen, dadurch einerseits eine mehr oder weniger große Affinität zum Rezeptor besitzen, andererseits jedoch nicht in der Lage sind, den Effekt auszulösen.

Schließt man den Kreis zur phänomenologischen Ausgangsbetrachtung dieses Kapitels, so sollten für die *Erkennung* und die erste Phase der *Annäherung* zwischen Pharmakon und Rezeptor die *weitreichenden* Wechselwirkungstypen von besonderer Bedeutung sein. Zu diesen *Fernwirkungskräften* sind vor allem solche elektrostatischen Multipol-Multipol-Wechselwirkungen wie die zwischen Ladungen, Ladungen und Dipolen und bis zu einem gewissen Grade noch Dipolen und Dipolen zu rechnen. Dabei sind jedoch die in 3.2.4. gemachten Einschränkungen zu beachten. Alle anderen Wechselwirkungstypen besitzen nur eine geringe Reichweite (*Nahwirkungskräfte*). Sie sind von wesentlicher Bedeutung für die *Formierung* des Pharmakon-Rezeptor-Komplexes und schließich für die *Fixierung* der Bindungspartner. Obwohl die einzel-

Tabelle 4
Bindungsarten in Pharmakon-Rezeptor-Komplexen und einige Charakteristika

Bindungsart	Reichweite[a])	Bindungsenergie[b]) (kJ · mol^{-1})
Kovalente Bindung	sehr gering	170–440
Ionenbindung	groß	460[c]) 6[c])
Ion-Dipol-Wechselwirkung	groß	3–50[d])
Dipol-Dipol-Wechselwirkung	gering	3–50[d])
Charge-Transfer-Wechselwirkung	gering	4–25
Wasserstoffbrückenbindung	gering	10–40
Dispersionswechselwirkung	gering	2–5
hydrophobe Wechselwirkung	gering	3[e])

[a]) groß: > 0,5 nm, gering: 0,2–0,4 nm, sehr gering: < 0,2 nm
[b]) typische Werte
[c]) im Kristall bzw. in Wasser für ein Ionenpaar im Abstand von etwa 0,3 nm
[d]) stark abhängig von der Größe des Dipolmoments und der Dielektrizitätskonstanten des Mediums
[e]) Beitrag der Zusammenlagerung zweier Methylengruppen

nen Wechselwirkungen solcher Nahwirkungskräfte nur zu einer geringen Stabilisierung führen, macht die Summierung aller Beiträge sie zu einem gewichtigen Stabilitätsfaktor. In diesem Zusammenhang muß noch einmal besonders auf die Bedeutung der hydrophoben Wechselwirkungen hingewiesen werden. Für eine Diskussion der Spezifität von Pharmakon-Rezeptor-Wechselwirkungen sind unter den verschiedenen Bindungsarten vor allem die zu beachten, die an eine bestimmte Orientierung der Komponenten gebunden sind, also gerichteten Charakter haben. Hierzu zählen vor allem die Wasserstoffbrückenbindung, in gewissem Umfang Dipol-Dipol-Wechselwirkungen generell. Die Tab. 4 mag der Verdeutlichung und Zusammenfassung einer Reihe der genannten Aspekte dienen.

3.3. Bindungsstudien

3.3.1. Durchführung

Wesentliche Informationen über die Größe der Affinität von Pharmaka kann man mit Hilfe von *Bindungsstudien* an Rezeptorpräparationen gewinnen. Auf die Bedeutung solcher Untersuchungen für die topographische Charakterisierung von Rezeptorarealen war bereits eingegangen worden (vgl. 2.3.). Für die unmittelbare Messung der Bindung zwischen Pharmakon und Rezeptor benötigt man markierte Pharmaka. Hierzu werden vorzugsweise radioaktive Nuklide, oft Tritium oder (vorrangig bei Peptiden) Iodisotope, verwendet. Seltener werden Spin-, Fluoreszenz- oder Ferritinlabel (vgl. S. 26) eingesetzt. Man untersucht dann die Ausbildung des Pharmakon-Rezeptor-Komplexes entsprechend Gl. (3.1) bei unterschiedlichen Konzentrationen des markierten Pharmakons. Nach Einstellung des Gleichgewichtes (oft erst nach Stunden) schließt sich die Bestimmung der Konzentrationen von gebildetem Komplex und freiem Pharmakon an. In vielen Fällen ist dazu eine Trennung von freiem und gebundenem Pharmakon erforderlich. Häufig verwendete Trennmethoden sind die Gleichgewichtsdialyse, die Ultrafiltration oder -zentrifugation bzw. die Gelchromatographie. Nach erfolgter Trennung können die Konzentrationen durch Messung der Radioaktivität bzw. mit Hilfe spektroskopischer Methoden bestimmt werden. Auf eine Trennung von freiem und gebundenem Pharmakon kann verzichtet werden, wenn die Assoziation zu deutlichen Veränderungen bestimmter Eigenschaften des Pharmakons bzw. des Rezeptormoleküls führt.

In Frage kommen z. B. Veränderungen der Absorptionsbanden bez. ihrer Lage oder Intensität, Fluoreszenzerscheinungen, Circulardichroismus usw., so daß die Bestimmung anhand dieser Unterschiede vorgenommen werden kann. Die Ermittlung der Affinitätskonstanten erfolgt auf der Grundlage des *Massenwirkungsgesetzes* (MWG), wobei man sich häufig graphischer Darstellungen bedient, wie im nächsten Abschnitt gezeigt werden wird.

Es ist offensichtlich, daß man bei dem soeben beschriebenen Vorgehen (Abb. 7) nicht in den Sättigungsbereich des Rezeptors gelangen darf, im Gegensatz zu einer anderen Verfahrensweise zur Gewinnung von Affinitätsdaten, bei der das Arbeiten im Sätti-

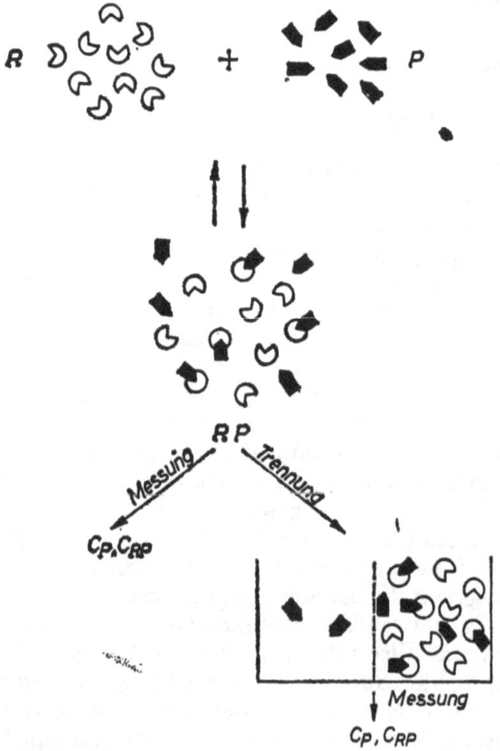

Abb. 7. Schematische Darstellung der Durchführung von Bindungsstudien zur Bestimmung der Affinität von Pharmaka durch „direkte“ Messung der Pharmakon-Rezeptor-Bindung

gungsbereich des Rezeptors eine unbedingte Voraussetzung ist. Dabei wendet man das Prinzip der Verdrängung einer markierten Bezugssubstanz vom Rezeptor durch zu testende, unmarkierte Verbindungen an. Zunächst inkubiert man die Rezeptorpräparation mit einem Überschuß der markierten Bezugssubstanz, wobei sich der entsprechende Komplex ausbildet, dessen Konzentration bestimmt wird. Anschließend oder in einem Parallel-

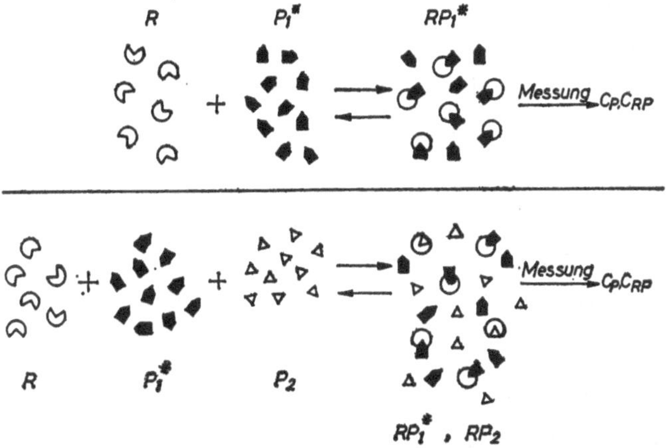

Abb. 8. Schematische Darstellung der Durchführung von Bindungsstudien zur Bestimmung der Affinität von Pharmaka durch „kompetitive“ Messung der Pharmakon-Rezeptor-Bindung (P_1*: markierte Bezugssubstanz, P_2: nichtmarkierte Testsubstanz).
In diesem Beispiel besitzt die Testsubstanz eine geringere Affinität zum Rezeptor als die Bezugssubstanz.

versuch ermittelt man die Erniedrigung des gebundenen Anteils der Bezugssubstanz in Anwesenheit einer unmarkierten Testverbindung. Die Verdrängung der Bezugssubstanz vom Rezeptor erfolgt in Abhängigkeit von der Menge und der Affinität der Testverbindung (Abb. 8). Aus den Kompetitionskurven, die man für unterschiedliche Konzentrationen der Testsubstanzen unter Konstanthaltung der Konzentration der Bezugssubstanz erhält, läßt sich die Affinitätsabstufung ermitteln. Derartige Bindungsstudien werden als screening-Verfahren in der Arzneimittelforschung eingesetzt. Die dabei gewonnenen relativen Affinitäten in einer Pharmakaserie stellen unter gewissen Voraussetzungen (vgl. S. 79 ff.) wichtige Parameter für die Einschätzung der Wirksamkeit dar.

3.3.2. *Die Bestimmung der Affinitätskonstanten von Pharmaka*

Die Beziehungen (3.1) und (3.6) beschreiben die Bildung des Pharmakon-Rezeptor-Komplexes als bimolekulare Reaktion

$$P + R \leftrightharpoons P \cdots R, \tag{3.1}$$

d. h., das Rezeptormolekül verfügt nur über eine Bindungsstelle für das Pharmakon. Die Affinitäts- oder Assoziationskonstante K_{ass} ergibt sich aus den Konzentrationen c der am Gleichgewicht beteiligten Verbindungen entsprechend dem MWG zu

$$K_{ass} = c_{PR}/(c_P \cdot c_R)\,. \tag{3.8}$$

Die Konzentration der freien Rezeptormoleküle im Gleichgewicht c_R kann man durch

$$c_R = c_R{}^0 - c_{PR} \tag{3.9}$$

ausdrücken, so daß

$$K_{ass} = c_{PR}/[c_P(c_R{}^0 - c_{PR})] \tag{3.10}$$

resultiert. $c_R{}^0$ stellt die Gesamtkonzentration der Rezeptormoleküle dar. Die Umformung dieser Beziehung liefert

$$c_{PR}/c_R{}^0 = c_P/[(1/K_{ass} + c_P)]\,. \tag{3.11}$$

Der reziproke Wert der Assoziationskonstanten entspricht der Dissoziationskonstanten K_{diss} des Pharmakon-Rezeptor-Komplexes. die gern anstelle von K_{ass} zur Beschreibung der Affinität verwendet wird. Berücksichtigt man außerdem, daß der Quotient $c_{PR}/c_R{}^0$ den Besetzungs- oder Sättigungsgrad y der Rezeptormoleküle angibt, so erhält man die Gleichung

$$y = c_{PR}/c_R{}^0 = c_P/[K_{diss} + c_P]\,. \tag{3.12}$$

Trägt man den Sättigungsgrad y gegen die Pharmakonkonzentration auf, so ergibt sich eine Hyperbel (Abb. 9a)[1]. Sie verdeut-

[1]) Der Gl. (3.12) formal analoge Beziehungen resultieren auch bei der Ableitung der Michaelis-Menten-*Gleichung* auf der Grundlage einer Gleichgewichtsbetrachtung der Reaktion zwischen Enzym und Substrat bzw. der *Adsorptionsisotherme* nach Langmuir. Dementsprechend

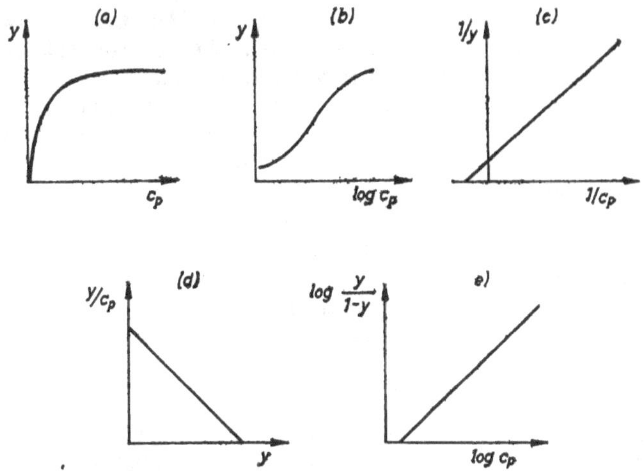

Abb. 9. Graphische Darstellungsmöglichkeiten von Bindungskurven in schematischer Form

a) hyperbolisch: $y = f(c_P)$, b) halblogarithmisch: $y = f(\log c_P)$ c) doppelt-reziprok: $1/y = f(1/c_P)$ d) SCATCHARD-Plot: $y/c_P = f(y)$, e) HILL-Plot: $\log (y/(1-y)) = f(\log c_P)$

licht, daß die Pharmakonbindung an den Rezeptor sättigbar ist. Die Konzentration des Pharmakon-Rezeptor-Komplexes strebt einem Maximalwert zu, der bei vollständiger Besetzung der Rezeptorpopulation erreicht wird. Die Dissoziationskonstante des Pharmakon-Rezeptor-Komplexes kann einer solchen *Sättigungskurve* unmittelbar entnommen werden. Ist nämlich die Hälfte der Rezeptorpopulation abgesättigt ($y = 0{,}5$; Halbsättigung), so ist K_{diss} der zugehörigen Pharmakonkonzentration gleich:

$$y = 0{,}5 = c_P/[K_{\text{diss}} + c_P] \rightsquigarrow K_{\text{diss}} = c_P\,. \qquad (3.13)$$

Eine halblogarithmische Darstellung, bei der y gegen den Logarithmus von c_P aufgetragen wird, liefert eine *S*-förmige, auch

existieren z. B. Analogien zwischen den im folgenden Abschnitt beschriebenen graphischen Methoden zur Bestimmung der Assoziations- oder Dissoziationskonstanten des Pharmakon-Rezeptor-Komplexes und denen zur Ermittlung der MICHAELIS-Konstanten in der Enzymkinetik (dort z. T. unter anderem Namen).

sigmoid genannte Kurve (Abb. 9b)[1]). Der Ordinatenwert des Wendepunktes dieser Kurve entspricht der Halbsättigung, der zugehörige Abszissenwert liefert wieder K_{diss}.

Für die Praxis geeignetere Auswertungsverfahren als die beiden beschriebenen bedienen sich linearisierter Darstellungen der funktionellen Abhängigkeit der Variablen y und c_P. Auf diese Weise ergeben sich nicht nur Genauigkeitsvorteile, es ist außerdem möglich, Abweichungen vom bisher zugrunde gelegten einfachen bimolekularen Mechanismus besser zu erkennen. Drei wichtige Möglichkeiten der Linearisierung von Gl. (3.12) sollen angegeben werden. Bildet man auf beiden Seiten den Kehrwert, so erhält man den Ausdruck

$$1/y = 1 + K_{\text{diss}}/c_P. \tag{3.14}$$

Bei der Auftragung von $1/y$ gegen $1/c_P$ ergibt sich eine Gerade, deren Anstieg K_{diss} entspricht. Diese sogenannte doppelt-reziproke Auftragung stellt einen Spezialfall der HUGHES-KLOTZ-*Gleichung* dar (Abb. 9c).

Eine weitere Variante der Linearisierung erkennt man, wenn man zunächst beide Seiten der Gl. (3.12) mit dem Nenner der rechten Seite multipliziert und dann durch K_{diss} und c_P dividiert. Durch Umformung der Terme entsteht die Form

$$y/c_P = 1/K_{\text{diss}} - y/K_{\text{diss}} = K_{\text{ass}} - K_{\text{ass}} \cdot y. \tag{3.15}$$

Die Auftragung von y/c_P gegen y liefert eine Gerade, aus deren Anstieg die Assoziationskonstante unmittelbar zugänglich ist. Gl. (3.15) stellt einen Spezialfall der SCATCHARD-*Gleichung* dar. Sie wird bevorzugt für die Bestimmung der Affinitätskonstanten benutzt (Abb. 9d).

Schließlich kann man eine Linearisierung dadurch erreichen, daß man beide Seiten der Gl. (3.12) zunächst wieder mit dem Nenner der rechten Seite multipliziert und dann durch K_{diss} dividiert. Ordnet man die Terme der entstandenen Gleichung um, klammert den Quotienten c_P/K_{diss} aus und löst nach ihm auf, so ergibt sich

$$y/(1 - y) = c_P/K_{\text{diss}} = c_P \cdot K_{\text{ass}} \tag{3.16}$$

Die Logarithmierung dieser Gleichung läßt eine spezielle Form

[1]) Nicht zu verwechseln mit dem bei der direkten Auftragung von y gegen c_P auftretenden sigmoiden Verlauf der Bindungskurve (z. B. als Folge kooperativer Phänomene (vgl. 3.3.4.)).

der HILL-*Gleichung* entstehen:

$$\log (y/(1-y)) = \log c_P - \log K_{diss} = \log c_P + \log K_{ass}. \quad (3.17)$$

Beim Auftragen von $\log (y/(1-y))$ gegen $\log c_P$ resultiert eine Gerade mit einem Anstieg von Eins. Im Fall der Halbsättigung ($y = 0{,}5$) ist der Logarithmus der Assoziationskonstanten gleich dem der zugehörigen Pharmakonkonzentration (Abb. 9e).

Ein „normaler" hyperboler Verlauf der Bindungskurven wird auch dann gefunden, wenn das Rezeptormolekül über mehrere identische, voneinander unabhängige Bindungsstellen verfügt, an die sich Pharmakonmoleküle nacheinander, so daß jeder einzelne Bindungsschritt bimolekular bleibt, anlagern können. Beispiele dafür lassen sich unter Enzymen, die aus identischen Untereinheiten mit jeweils einer Bindungsstelle für das Pharmakon aufgebaut sind, finden. Ohne auf die ziemlich komplexe Ableitung[1]) hier eingehen zu können, sei festgestellt, daß in derartigen Fällen für den Sättigungsgrad y anstelle von Gl. (3.12)

$$y = n \cdot c_P/[K_{diss} + c_P] \quad (3.18)$$

zu setzen ist. n gibt die Zahl der identischen, voneinander unabhängigen Bindungsstellen an. Um sowohl n als auch K_{diss} bzw. K_{ass} bestimmen zu können, formt man die Gl. (3.18) in völliger Analogie zur Ableitung der Beziehungen (3.14) und (3.15) um. Im ersten Fall erhält man die HUGHES-KLOTZ-Gleichung in ihrer allgemeinen Form:

$$1/y = 1/n + K_{diss}/(n \cdot c_P). \quad (3.19)$$

Aus dem Anstieg bzw. aus den Achsenabschnitten der doppeltreziproken Auftragung ergeben sich die interessierenden Bindungsparameter. Im zweiten Fall resultiert die für diese Zwecke besonders wichtige SCATCHARD-Gleichung:

$$y/c_P = n/K_{diss} - y/K_{diss} = n \cdot K_{ass} - K_{ass} \cdot y. \quad (3.20)$$

Die Auftragung von y/c_P gegen y läßt die Ermittlung der Assoziationskonstanten und der Zahl der Bindungsstellen in sehr einfacher Weise zu.

---

[1]) Man findet die Ableitung z. B. in: PRICE, N. C., und R. A. DWEK, Principles and problems in physical chemistry for biochemists, Clarendon Press, Oxford 1974.

Die Pharmakon-Rezeptor-Reaktion und damit auch die Gleichgewichtskonstante sind vom Milieu (Lösungsmittel, Elektrolyte, pH-Wert) und von der Temperatur abhängig. Dieser Gesichtspunkt ist vor allem beim Vergleich von *in vitro* und *in vivo* bestimmten Assoziations- bzw. Dissoziationskonstanten zu beachten.

3.3.3. Abweichungen der Bindungskurve vom hyperbolen Verlauf

Nicht selten findet man bei der Untersuchung des Bindungsverhaltens von Pharmaka Abweichungen der Bindungskurve vom hyperbolen Verlauf. Derartige Phänomene können unterschiedliche Ursachen haben. Einige davon sollen nun diskutiert werden. Bisher war davon ausgegangen worden, daß die Bindungsstellen der Rezeptorpopulation identisch und unabhängig voneinander sind. Es ist jedoch möglich, daß die Bindungsstellen in einer Rezeptorpopulation wohl voneinander unabhängig sind, sich jedoch in ihrer Affinität zum Pharmakon unterscheiden. Die jeweils identischen Bindungsstellen können zu Bindungsklassen zusammengefaßt werden. Eine derartige Situation liegt z. B. vor, wenn multiple Formen von Rezeptoren (Rezeptor-Subtypen) existieren.

Die Bindungskurve ergibt sich in solch einem Fall additiv aus den Hyperbelfunktionen der verschiedenen Bindungsklassen A, B, ..., I.

$$y = n_A \cdot c_P/[K^A_{\text{diss}} + c_P] + n_B \cdot c_P/[K^B_{\text{diss}} + c_P] + \cdots$$
$$= \sum_{I=A,B,C}^{I} n_I \cdot c_P/[K^I_{\text{diss}} + c_P]. \qquad (3.21)$$

Man registriert zunächst einen relativ steilen, hyperbelförmigen Verlauf der Bindungskurve, der die Bindung des Pharmakons an die hochaffinen Bindungsstellen widerspiegelt. Dort, wo die Bindungskurve in den Sättigungsbereich der hochaffinen Bindungsklasse einmündet, wird ein mehr oder weniger starker weiterer Anstieg der Pharmakonbindung infolge der Absättigung weniger affiner Bindungsklassen gefunden. Die Auswertung einer derartigen Bindungskurve in der beschriebenen Weise ist sehr schwierig. Lediglich beim Vorliegen von nur zwei Bindungsklassen, die sich deutlich in der Affinität unterscheiden, ist sie in gewissem Umfang möglich. Günstiger ist die Anwendung rechnerischer Simulationsmethoden auf der Grundlage von Gl. (3.21).

Es ist zweckmäßig, im gleichen Zusammenhang kurz auf die Unterscheidung von *spezifischer* und *unspezifischer Bindung* von Pharmaka einzugehen. Der universelle Charakter der zwischenmolekularen Wechselwirkungen läßt neben Assoziationen eines Pharmakons mit seinen spezifischen Bindungsstellen auch solche mit anderen Strukturen zu. Sehr häufig unterscheidet sich diese unspezifische Bindung von der spezifischen dadurch, daß sie mit geringerer Affinität, aber größerer Bindungskapazität infolge der Vielzahl möglicher Wechselwirkungspartner im Vergleich zu spezifischen Bindungsstellen erfolgt. Während die spezifische Bindung sättigbar ist, äußert sich zusätzlich eine mögliche unspezifische Bindung im Sinne von Gl. (3.21) durch weiteren Anstieg der Bindungskurve, nachdem zunächst der steilere, hyperbolische Verlauf der Sättigungskurve der affineren spezifischen Bindungsstellen zu erkennen ist. Man kann den Anteil der unspezifischen Bindung verdeutlichen, wenn man die Bindungskurve eines markierten Pharmakons mit und ohne Zusatz einer genügend großen, konstant bleibenden Menge der entsprechenden unmarkierten Verbindung ermittelt. Im ersten Fall registriert man nur den Anteil unspezifischer Bindung, im zweiten Fall bestimmt man die Summe von spezifischer und unspezifischer Bindung. Die Ermittlung von Bindungsstellen hoher Affinität kann als Hinweis, nicht aber als Beweis für die Existenz von Rezeptoren im jeweils untersuchten Fall gelten. Hier liegen die Grenzen der Aussagekraft von Bindungsstudien, die lediglich über die Affinität einer Verbindung Auskunft geben.

Abweichungen der Bindungskurve vom hyperbolen Verlauf treten auch dann auf, wenn die Pharmakon-Rezeptor-Reaktion nicht bimolekular abläuft. Die Betrachtung eines Beispiels mag das verdeutlichen. Das Rezeptormolekül verfüge über $n > 1$ identische Bindungsstellen. Im Gegensatz zum früher diskutierten Fall sollen diese Bindungsstellen nicht nacheinander, sondern gleichzeitig durch eine entsprechende Zahl von Pharmakonmolekülen abgesättigt werden. Die Reaktionsgleichung lautet dann

$$nP + R \leftrightharpoons R \cdots P_n . \qquad (3.22)$$

Die Anwendung des MWG liefert für die Assoziationskonstante

$$K_{\text{ass}} = c_{RP_n}/(c_R \cdot c_P{}^n) . \qquad (3.23)$$

Die Ableitung eines Ausdrucks für den Sättigungsgrad y hätte in Analogie zu der von Gl. (3.18) zu erfolgen, muß jedoch, wie schon dort, aus Platzgründen entfallen. Sie liefert die Beziehung

$$y = n \cdot c_P{}^n/[K_{\text{diss}} + c_P{}^n] . \qquad (3.24)$$

Division durch die Zahl der Bindungsstellen führt zur Sättigungsfunktion

$$\bar{y} = c_P^n/[K_{\text{diss}} + c_P^n], \qquad (3.25)$$

die den pro Bindungsstelle gebundenen Anteil des Pharmakons ausdrückt. Die graphische Darstellung der Zusammenhänge zwischen y bzw. $\bar{y}$ und c_P gemäß den Gln. (3.24) und (3.25) zeigt Bindungskurven mit *S-förmigem* oder *sigmoidem* Verlauf (Abb. 10).

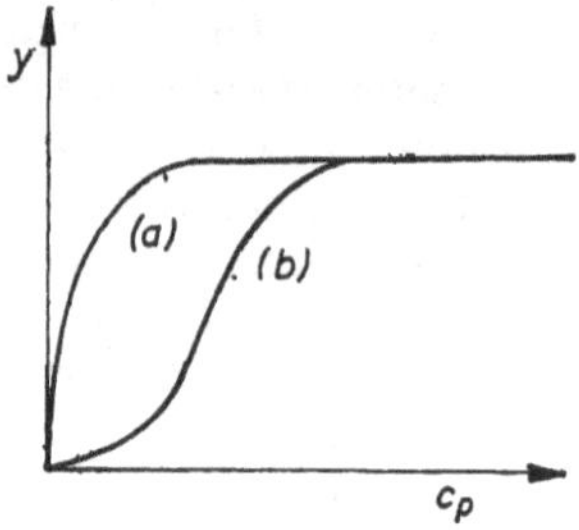

Abb. 10. Bindungskurven mit hyperbolischem (a) und S-förmigem (sigmoidem) Verlauf (b) bei direkter Auftragung von $y = f(c_P)$

Für die Bestimmung von n ist die HILL-Gleichung geeignet. Umformung der Gl. (3.25) in der für die Gewinnung von Gl. (3.17) aus Gl. (3.12) beschriebenen Weise führt zur linearisierten Form

$$\log\left(\bar{y}/(1 - \bar{y})\right) = n \cdot \log c_P + \log K_{\text{ass}}, \qquad (3.26)$$

aus derem Anstieg der Wert von n entnommen werden kann. Die Assoziations- oder Dissoziationskonstante charakterisiert global den Gesamtprozeß der Anlagerung.

Die Auswertung der Bindungsdaten auf der Grundlage der HILL-Gleichung führt in zahlreichen Fällen zu dem zunächst überraschenden Resultat, daß der gefundene Wert für den Anstieg n der HILL-Gleichung sich nicht in Übereinstimmung mit der z. B. durch Strukturbestimmung ermittelten Zahl von Bindungsstellen des Rezeptormoleküls befindet, ja daß sein Wert, wie im klassischen Fall der Sauerstoffanlagerung an die vier Hämgruppen des Hämoglobinmoleküls, sogar in Abhängigkeit von der Ligandkonzentration Schwankungen unterliegt. Es ist demnach zwischen der Zahl der Bindungsstellen n und dem Anstieg der HILL-Gleichung, für dessen *Maximalwert* das Symbol n_H und die Bezeichnungen HILL-*Koeffizient* oder *Sigmoidizitätskoeffizient* eingeführt wurden, im allgemeinen zu unterscheiden. Der Aussagewert des HILL-Koeffizienten ist daher ziemlich begrenzt.

Die Erklärung der beschriebenen Diskrepanz sowie des sigmoiden Verlaufs von Bindungskurven überhaupt führt zu zwei

Erscheinungen, die für das Verständnis vieler Pharmakon-Rezeptor-Reaktionen von größter Bedeutung sind, so daß ihnen der folgende Abschnitt gewidmet werden soll.

3.3.4. Kooperativität und Allosterie

Das durch Gl. (3.22) ausgedrückte Reaktionsgeschehen des gleichzeitigen Angriffs von n Pharmakonmolekülen, so daß das Rezeptormolekül lediglich in freier oder vollständig abgesättigter Form existiert, erscheint bei genauerer Betrachtung in der Realität kaum denkbar. Dagegen sprechen statistische Gründe, die das momentane Zusammentreffen des Rezeptormoleküls mit n Pharmakonmolekülen unwahrscheinlich machen. Es kann jedoch gezeigt werden, daß eine andere mechanistische Vorstellung vom Ablauf der Pharmakon-Rezeptor-Reaktion ebenfalls durch die Gl. (3.22) bruttomäßig wiedergegeben wird. Dabei geht man davon aus, daß die n identischen Bindungsstellen in freier Form wenig affin sind. Die Anlagerung eines Pharmakonmoleküls an eine Bindungsstelle führt jedoch zu einer Veränderung der Affinität der restlichen Bindungsstellen. Wird deren Affinität durch die Primäranlagerung z. B. um mehrere Größenordnungen erhöht, so bedeutet das, daß sie in unmittelbarer Folge abgesättigt werden. Der Gesamtverlauf der Anlagerung erscheint dann praktisch so, als ob das Rezeptormolekül gleichzeitig mit n Pharmakonmolekülen reagiert, wie es durch Gl. (3.22) gefordert wird und im Sättigungsgrad y nach Gl. (3.24) seinen Ausdruck findet. Man bezeichnet die Erscheinung, daß durch die Bindung eines Liganden weitere Anlagerungsschritte gefördert werden, als *Kooperativität*. Unter dem Einfluß der Liganden sind die Bindungsstellen nicht mehr unabhängig voneinander.

Der Ablauf des Bindungsvorgangs nach Gl. (3.22) ist dann am besten realisiert, wenn die Affinitätssteigerung sehr groß ist, In diesem Fall würde der ermittelte Hill-Koeffizient tatsächlich mit der Zahl der Bindungsstellen bzw. der der gebundenen Pharmakonmoleküle übereinstimmen. Der andere Grenzfall liegt vor. wenn keine Änderung der Affinität eintritt, die Pharmakonmoleküle sich also unabhängig voneinander an die Bindungsstellen anlagern. Infolge der fehlenden Kooperativität resultiert der bereits beschriebene hyperbole Verlauf der Bindungskurve. Der Hill-Koeffizient ist gleich Eins (vgl. Gl. (3.17)). Sind die induzierten Affinitätsunterschiede deutlich, aber nicht zu groß, findet man Werte zwischen $n_H = 1$ und n, der Zahl der Bindungsstellen, die der Hill-Koeffizient nicht überschreiten kann. Der Hill-Koeffizient ist offenbar ein Maß für die Größe der Kooperativität zwischen den Rezeptorbindungsstellen.

Bei der quantitativen Beschreibung kooperativer Bindungskurven haben sich vor allem zwei Betrachtungsweisen bewährt, das *sequentielle Modell* von Koshland, Nemethy und Filmer und das *Symmetriemodell* von Monod, Wyman und Changeux. Die grundsätzlichen Vorstellungen beider Modelle sollen unter Verzicht auf eine Ableitung mathematischer Beziehungen dargelegt werden.

Ausgangspunkt des sequentiellen Modells ist das ebenfalls von Koshland stammende *induced-fit-Konzept*. Es entspricht den Vorstellungen, die bereits bei der Besprechung der Bedeutung von Konformationsänderungen für die Pharmakon-Rezeptor-Wechselwirkung dargelegt wurden (vgl. S. 43). Im Gegensatz zur Schloß-Schlüssel-Hypothese Fischers wird eine optimale Affinität zwischen Pharmakon und Rezeptormolekül erst durch wechselseitige Anpassung ihrer Struktur, vorrangig durch Konformationsänderungen realisiert, erreicht. Kooperative Phänomene treten dominierend bei Enzymen bzw. Rezeptorsystemen auf, die aus mehreren Untereinheiten (Protomeren) aufgebaut sind. Das induced-fit-Konzept wird nun insoweit ausgedehnt, als

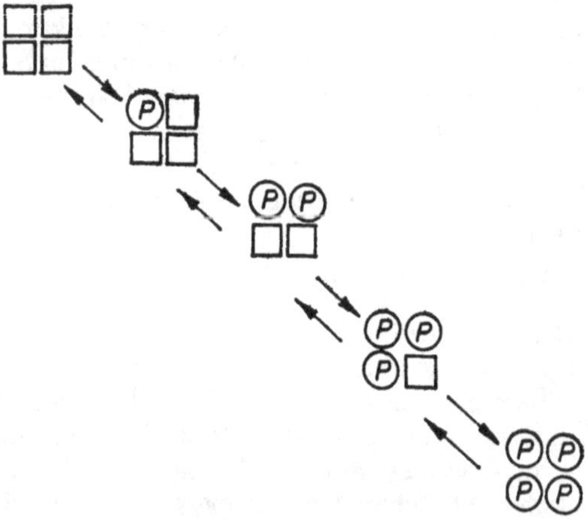

Abb. 11. Schematische Darstellung der Vorstellungen des sequentiellen Modells zur Erklärung des Zustandekommens sigmoider Bindungskurven

man annimmt, daß in solchen oligomeren Enzym- oder Rezeptorsystemen die durch ein gebundenes Pharmakon ausgelöste Konformationsänderung in der entsprechenden Untereinheit auf mit ihr gekoppelte andere Untereinheiten übertragen werden kann und dort durch Veränderung der Struktur der Bindungsstelle zu Änderungen der Affinität führt.

Schematisch kann man den mehrstufigen Anlagerungsprozeß anhand der in Abb. 11 wiedergegebenen Darstellung verdeutlichen. Das dort gewählte Rezeptorsystem besteht aus vier Untereinheiten, die in zwei Konformationen existieren können, einer weniger affinen *T-Form* (*T* von engl. tensed = gespannt) und einer deutlich stärker affinen *R-Form* (*R* von engl. relaxed = entspannt). In der freien Form sollen die weniger affinen Protomeren dominieren. Durch die Anlagerung eines Pharmakonmoleküls an die Bindungsstelle einer Untereinheit wird in ihr eine Konformationsänderung ausgelöst. Dabei geht sie in die affinere *R*-Form über. Dadurch verändern sich die Wechselwirkungen zwischen den Untereinheiten, die nun ihrerseits *schrittweise* (*sequentiell*) den affineren Zustand ausbilden und mit weiteren Pharmakonmolekülen abgesättigt werden.

Die vorausgegangene Betrachtung trägt auch zum Verständnis von Schwankungen des Hill-Koeffizienten in verschiedenen Bereichen der Bindungskurve bei. Für die Anlagerung des ersten Pharmakonmoleküls sind alle Bindungsstellen gleichwertig. Der Hill-Koeffizient wird bei niedrigen Pharmakonkonzentrationen daher praktisch gleich Eins sein. Infolge der Kooperativität kommt es zu einem deutlichen Affinitätsanstieg, so daß weitere Pharmakonmoleküle nahezu gleichzeitig mit freien Bindungsstellen reagieren, was seinen Ausdruck in Werten des Hill-Koeffizienten im mittleren Bereich solcher Bindungskurven von $n_H > 1$ findet. Schließlich führt die Absättigung der letzten Bindungsstellen der Rezeptormoleküle wieder zu Hill-Koeffizienten von etwa Eins, da von ihnen keine Kooperativität mehr ausgehen kann.

Im Rahmen des sequentiellen Modells werden auch Vorgänge verständlich, bei denen durch die Anlagerung von Pharmakonmolekülen eine Affinitätsverringerung unbesetzter oder auch schon besetzter Bindungsstellen erfolgt. Derartige Phänomene werden mit dem Begriff *negative* Kooperativität bezeichnet. Der Hill-Koeffizient nimmt dann Werte von $n_H < 1$ an. Zum Unterschied stellen die bisher besprochenen Erscheinungen, bei denen eine Erhöhung der Affinität resultierte, dann Beispiele für *positive* Kooperativität dar. Beide Benennungen sind sprachlich nicht glücklich gewählt.

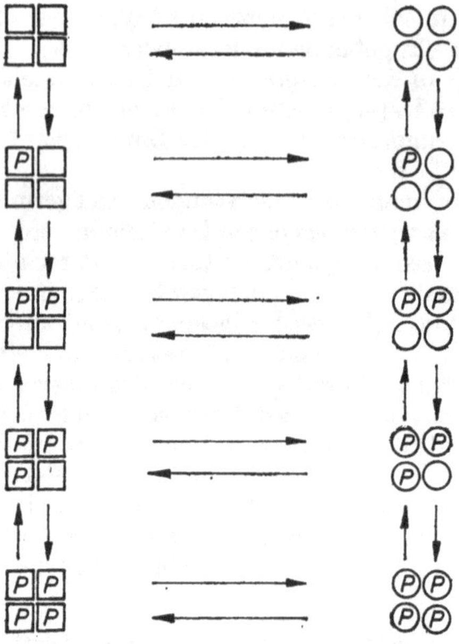

Abb. 12. Schematische Darstellung der Vorstellungen des Symmetriemodells zur Erklärung des Zustandekommens sigmoider Bindungskurven

Auch das Symmetriemodell betrachtet oligomere Enzym- oder Rezeptorsysteme. Man nimmt an, daß sie in freier Form in mindestens zwei Konformationszuständen, die sich miteinander im Gleichgewicht befinden, existieren. Die Konformation der Untereinheiten stimmt im jeweiligen Zustand überein. Die Vorgänge bei der Anlagerung von Pharmakonmolekülen macht die Abb. 12 deutlich. Wieder stellt die *R*-Form die affinere dar, die *T*-Form soll jedoch im Gleichgewicht des freien Rezeptorsystems dominieren. Die Bindung von Pharmakonmolekülen an die *R*-Form führt zu deren Stabilisierung. Das bestehende Gleichgewicht reagiert darauf durch Umwandlung von *T*- in *R*-Form. Das Pharmakon induziert also keine Konformationsänderung bei seiner Anlagerung. Man stellt sich nun den gleichgewichtsbedingten Übergang von *T*- in *R*-Form so vor, daß die Untereinheiten ihre Konformation *konzertiert* im Sinne eines *Alles-oder-Nichts-Prinzips* oder, wie man auch sagt, *symmetrisch*, d. h. unter Erhaltung der Symmetrie des Gesamtmoleküls, ändern. Nur unter dieser

Annahme werden die Phänomene der positiven Kooperativität auf deren Erklärung sich das Symmetriemodell im Gegensatz zum sequentiellen Modell beschränkt, verständlich.

Gesetzt den Fall, im Gleichgewicht des freien Rezeptorsystems liegt nur ein Rezeptormolekül im *R*-Zustand gegenüber einer großen Zahl wenig affiner *T*-Zustände vor, so sind die *n* Bindungsstellen der *R*-Form für die Anlagerung des ersten Liganden alle gleichwertig. Durch seine Bindung wird die *R*-Form jedoch aus dem Gleichgewicht entfernt. Das Gleichgewicht stellt sich wieder ein, so daß für die Anlagerung weiterer Ligandenmoleküle bereits die $(n - 1)$ Bindungsstellen der einfach besetzten *R*-Form sowie die *n* Bindungsstellen der durch die Neueinstellung des Gleichgewichts entstandenen *R*-Form zur Verfügung stehen. Dieser Anstieg affiner Bindungsstellen setzt sich fort, solange *T*-Form zur Verfügung steht. Auf diese Weise können die Schwankungen des HILL-Koeffizienten ebenfalls erklärt werden.

Für die Sättigungsfunktion $\bar{y}$, die das Verhältnis der besetzten zu allen vorhandenen Bindungsstellen ausdrückt, ergibt sich nach dem Symmetriemodell, das mathematisch einfacher als das sequentielle Modell zu handhaben ist, der Ausdruck

$$\bar{y} = \frac{K_{RT} \cdot d \cdot \alpha(1 + d \cdot \alpha)^{n-1} + \alpha(1 + \alpha)^{n-1}}{K_{RT}(1 + d \cdot \alpha)^n + (1 + \alpha)^n}. \qquad (3.27)$$

In dieser Beziehung steht K_{RT} für die Gleichgewichtskonstante des zwischen den freien Konformationszuständen des Rezeptors bestehenden Gleichgewichtes entsprechend

$$K_{RT} = c_{T_0}/c_{R_0}. \qquad (3.28)$$

Das Verhältnis der Dissoziationskonstanten[1]) der Komplexe zwischen Pharmakon und *R*- bzw. *T*-Form wird mit d gemäß

$$d = K_{PR}/K_{PT} \qquad (3.29)$$

ausgedrückt. Die Dissoziationskonstanten K_{PR} und K_{PT} unterscheiden sich, während die mikroskopischen Dissoziationskonstanten für die einzelnen Anlagerungsschritte innerhalb des jeweiligen Konformationszustands als gleich angenommen werden. α wird aus formalen Gründen als Quotient der Pharmakonkonzentration und der Dissoziationskonstante K_{PR}

$$\alpha = c_P/K_{PR} \qquad (3.30)$$

eingeführt. Von Bedeutung ist noch die Beziehung für die Fraktion des Rezeptors, die sich im affineren (aktiveren, vgl. S. 100) Zustand befinden:

$$\bar{R} = (1 + \alpha)^n/[(1 + \alpha)^n + K_{RT}(1 + d \cdot \alpha)^n]. \qquad (3.31)$$

---

[1]) Man beachte, daß bei der Formulierung der Gleichungen des Symmetriemodells grundsätzlich die Dissoziationskonstanten verwendet werden.

Es ist wichtig, darauf hinzuweisen, daß ein sigmoider Verlauf der Bindungskurve im Rahmen des Symmetriemodells nur dann resultiert, wenn die drei Bedingungen $n > 1$, $K_{RT} > 1$ und $d \ll 1$ *gleichzeitig* erfüllt sind, wovon man sich leicht durch entsprechende Betrachtung von (3.27) überzeugen kann. Die Postulierung des Vorliegens oligomerer Systeme ist also eine unbedingte Voraussetzung in diesem Modell.

Vergleicht man hyperbole und sigmoide Bindungskurven miteinander (Abb. 10), so bewirkt die Kooperativität offenbar in einem größeren Bereich relativ niedriger Pharmakon (Substrat)-Konzentration, dort wo die hyperbole Sättigungskurve einen verhältnismäßig steilen Anstieg des Sättigungsgrades zeigt, schwache Affinität, die dann plötzlich in einem sehr engen Bereich der Pharmakonkonzentration in hohe Affinität umschlägt. Bei vielen Enzymen liegt dieser Umschlag gerade im Bereich physiologischer Konzentrationen. Die enorme Bedeutung kooperativer Phänomene wird deutlich, wenn man schon hier unter Vorgriff auf die später erfolgende genaue Ableitung (vgl. 3.4.1.) darauf hinweist, daß unter bestimmten Voraussetzungen unmittelbare Zusammenhänge zwischen dem bisher im Mittelpunkt der Affinitätsbetrachtungen stehenden Sättigungsgrad und der Geschwindigkeit enzymatischer Reaktionen, letztlich also der Aktivität von Enzymen bzw., mehr pharmakologisch interpretiert, den biologischen Effekten bestehen, so daß hyperbole oder sigmoide Kurvenverläufe auch bei der Untersuchung dieser Eigenschaften als Funktion der Pharmakon(Substrat)-Konzentration auftreten. Das Ansprechen eines Enzyms (Rezeptors) auf geringfügige Änderungen der Substrat(Pharmakon)-Konzentration in Form starker Änderungen der Affinität oder Aktivität (Wirkaktivität, Effekt) sollte daher für die Regulation von Stoffwechselvorgängen von besonderer Bedeutung sein. Tatsächlich ist die Erscheinung der Kooperativität verbunden mit dem Auftreten sigmoider Bindungskurven ein wichtiges Kennzeichen vieler regulatorischer Enzyme.

Nicht selten verfügen solche Enzyme neben ihrem *aktiven* oder *katalytischen* Zentrum, das in unmittelbarer Beziehung zum biologischen Effekt steht, noch über ein räumlich davon getrenntes, sich strukturell unterscheidendes *allosterisches* oder *regulatorisches* Zentrum. Auf der Existenz solcher Zentren könnte die Wirkung zahlreicher Pharmaka als sogenannte *allosterische Effektoren* beruhen. Dabei gehen die Pharmakonmoleküle in die eigentliche Umsetzung am katalytischen Zentrum nicht ein. Vielmehr führt ihre Wechselwirkung mit einem allosterischen Zentrum zumeist über konformative Strukturänderungen schließlich zu Veränderungen der Struktur des aktiven Zentrums. Ein derartiger Pharmakoneinfluß kann *aktivierend* oder *hemmend* sein. Dementsprechend unterscheidet man zwischen *positiven* und *negativen* Effektoren. Bei der Bindung des Effektors an eine allosterische Bindungsstelle handelt es sich ebenso wie bei der Anlagerung des Substrats an das aktive Zentrum um eine spezifische Bindung. Es ist verständlich, daß keine strukturelle Verwandtschaft zwischen einem als Effektor fungierenden Pharmakon und dem Substrat bestehen muß.

Die wichtigsten allosterischen Erscheinungen betreffen die Beeinflussung der Kooperativität in oligomeren Proteinen. Der vom Substrat verschiedene, allosterische Effektor wirkt gewissermaßen als zweiter Ligand auf die vom ersten Liganden, meistens durch das Substrat repräsentiert, hervorgerufene Kooperativität zwischen den Protomeren ein. Man bezeichnet derartige Effekte als *heterotrop*, zum Unterschied vom *homotropen* Effekt der Kooperativität des ersten Liganden, der sein eigener Effektor ist. Die Beeinflussung der Kooperativität durch allosterische Effektoren ist demnach ein *heterotrop-homotropes* Phänomen. Dabei kann die Kooperativität verstärkt, geschwächt, beseitigt oder u. U. erst erzwungen werden.

Sowohl das sequentielle als auch das Symmetriemodell ermöglichen eine Erklärung solcher allosterischen Einflüsse auf die Kooperativität. Im Rahmen des sequentiellen Modells geht man davon aus, daß durch die Bindung des Effektors in den Untereinheiten Konformationsänderungen ausgelöst werden können, die im Falle eines Aktivators in Richtung der für das Substrat affineren, im Falle eines Inhibitors in Richtung der weniger affinen Konformation verlaufen. Demgegenüber bewirkt die Anlagerung von Effektormolekülen nach den Vorstellungen des Symmetriemodells Verschiebungen der Gleichgewichtslage zwischen *R*- und *T*-Form auch bei Abwesenheit des Substrats, d. h. die Gleichgewichtskonstante K_{RT} ändert sich. In Abhängigkeit von der Art der Verschiebung werden Aktivierung oder Hemmung verständlich. Ein Aktivator stabilisiert die *R*-Form ($K'_{RT} < K_{RT}$). Während die Affinität des Substrats dabei steigt, sinkt die Kooperativität, die bei völliger Verschiebung des Gleichgewichts auf die Seite der *R*-Form durch den Effektor sogar verschwinden würde, so daß sich dann ein hyperboler Verlauf der Bindungskurve des Substrats ergibt (Linksverschiebung der sigmoiden Bindungskurve in Abb. 13). Umgekehrt stabilisiert ein negativer Effektor die

T-Form ($K'_{RT} > K_{RT}$). Mit dem Absinken der Affinität geht ein Ansteigen der Kooperativität einher. Die homotrope Bindungskurve wird nach rechts verschoben (Abb. 13).
Diese Beispiele mögen den breiten Spielraum heterotrop-homotroper Erscheinungen andeuten, der sich aus der Kombination positiver und negativer bzw. die Kooperativität schwächender (antikooperativer) und verstärkender allosterischer Effektoren mit positiv und negativ kooperativ wirkenden Primärliganden ergibt, so daß eine Analyse der Bindungskurven zum Zwecke der Aufklärung eines Reaktionsmechanismus oft schwierig ist. Die

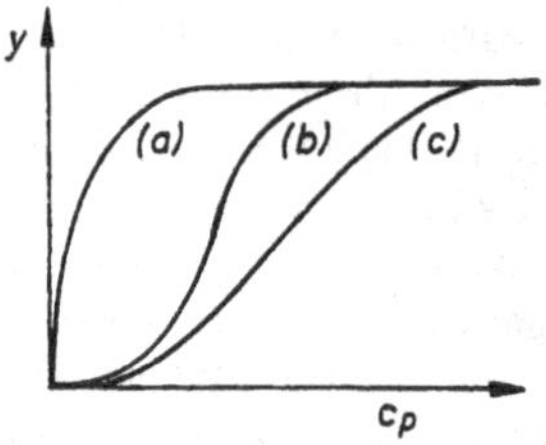

Abb. 13. Beeinflussung der Kooperativität durch allosterische Effektoren
a) positiver Effektor,
b) ohne Effektor,
c) negativer Effektor

Bedeutung allosterischer Erscheinungen für das Verständnis einer Reihe von Pharmakonwirkungen wird anhand von Beispielen später noch demonstriert werden (vgl. 3.4.6.).

Die Verquickung von Allosterie und Kooperativität in Form der besonders wichtigen heterotrop-homotropen Phänomene, die vorausgehend beschrieben wurden, darf nicht darüber hinwegtäuschen, daß beide Erscheinungen unbedingt voneinander abzugrenzen sind und auch, wie für die Kooperativität bereits gezeigt, unabhängig voneinander vorkommen können. Stellt man die Existenz vom katalytischen Zentrum unabhängiger Bindungsstellen als notwendige Voraussetzung für die Möglichkeit einer Allosterie heraus, so fallen z. B. die aus der Enzymkinetik bekannten Erscheinungen nicht-kompetitiver Hemmungen (vgl. auch 3.4.4.) ebenfalls unter diesen Oberbegriff. Dennoch wird von allosterischen Erscheinungen zumeist nur im Zusammenhang mit regulatorisch bedeutsamen Enzymen gesprochen. Wichtig erscheint auch der Hinweis, daß sowohl Kooperativität als auch Allosterie nicht prinzipiell an das Vorhandensein oligomerer Enzyme gebunden sind.

Die im Zusammenhang mit den Erscheinungen der Kooperativität und Allosterie gemachten Ausführungen dienten im Rahmen dieses Abschnitts im wesentlichen der Erklärung des Auftretens sigmoider Bindungskurven und somit der Beschreibung der Affinität von Pharmaka bzw. von Substraten unter dem Einfluß von Pharmaka. Es ist jedoch nicht zu übersehen, daß die mechanistische Betrachtung solcher molekularen Modelle wie des Symmetrie- oder des sequentiellen Modells auch die Ansatzpunkte für das Verständnis von Effektuierungsprozessen hervortreten läßt. Diese Problematik ist Gegenstand des folgenden Abschnitts. Dabei werden sich weitere Möglichkeiten zur Ermittlung von Assoziations- und Dissoziationskonstanten von Pharmakon-Rezeptor-Komplexen ergeben.

3.4. Rezeptortheorien

Bei pharmakologischen Untersuchungen von Pharmakon-Rezeptor-Wechselwirkungen registriert man im allgemeinen die Beziehungen zwischen der verabreichten Pharmakonmenge und den dabei auftretenden Effekten in Form sogenannter *Dosis-Wirkungs-Kurven.* Trotz der Komplexität der zwischen der Applikation eines Pharmakons und dem gemessenen Effekt liegenden Vorgänge, man erinnere sich z. B. an die möglichen Einflüsse in der biopharmazeutischen und pharmakokinetischen Phase sowie die mehr oder weniger komplizierten, zumeist unbekannten Effektuierungsprozesse, scheint es enge Beziehungen zwischen der Dosis-Wirkungs-Relation und der nur einen schmalen Ausschnitt im Gesamtgeschehen darstellenden Pharmakon-Rezeptor-Wechselwirkung verbunden mit der Auslösung eines Stimulus zu geben. *Rezeptortheorien* oder *-modelle* versuchen Vorstellungen über den Mechanismus von Pharmakon-Rezeptor-Reaktionen zu liefern, auf deren Boden die ermittelten Zusammenhänge zwischen Dosis und Wirkung erklärt werden können. Alle Rezeptortheorien gehen davon aus, daß die Wechselwirkung zwischen Pharmakon und Rezeptor den Ausgangspunkt der Betrachtungen darstellen muß. Bezüglich der sich anschließenden Auslösung eines Stimulus oder Effektes weichen die mechanistischen Voraussetzungen jedoch mehr oder weniger stark voneinander ab. Nicht selten kann der gleiche Sachverhalt im Rahmen mehrerer Modelle, die von gänzlich anderen Annahmen ausgehen, erklärt werden. Oft gestattet die eine oder andere Rezeptortheorie nur die Beschreibung von Teilaspekten. So unbefriedigend eine solche Situation auch sein mag, so nützlich kann dennoch eine Mathematisierung der Dosis-Wirkungs-Beziehung in praktischer Hinsicht sein, so wertvolle Impulse können von den Rezeptortheorien für die Gestaltung von Experimenten ausgehen, die letztlich über den Wert der verschiedenen Modelle entscheiden müssen.

3.4.1. Die einfache Okkupationstheorie

Beim Auftragen des gemessenen Effektes gegen die Dosis ergeben sich häufig hyperbole Kurvenverläufe, wie sie bereits bei der Bindung von Pharmaka an Rezeptoren beschrieben wurden. Diese formale Analogie impliziert die Annahme von Zusammenhängen zwischen dem Besetzungsgrad der Rezeptoren und dem auftretenden Effekt. In der einfachsten Weise wurde das von Clark (1926) im Rahmen seiner *Okkupationstheorie* getan.

Zugrunde gelegt wird das einfache bimolekulare Gleichgewichtsschema (3.1), das im Sinne der Effektauslösung erweitert wird:

$$P + R \rightleftharpoons P \cdots R \rightarrow \text{Effekt}. \tag{3.32}$$

Der Effekt E^P eines Pharmakons wird als proportional zur Konzentration des gebildeten Pharmakon-Rezeptor-Komplexes angenommen:

$$E^P = \alpha \cdot c_{PR}. \tag{3.33}$$

Die gebundene Pharmakonmenge soll dabei klein gegenüber der Gesamtmenge sein, so daß man c_P im allgemeinen der Badkonzentration gleichsetzen kann. Außerdem geht man davon aus, daß ein Pharmakonmolekül nur mit einem Rezeptormolekül reagiert. Der Maximaleffekt, den ein Pharmakon hervorrufen kann, würde dann bei vollständiger Besetzung des Rezeptors erreicht sein:

$$E^P_{\max} = \alpha \cdot c_R{}^0. \tag{3.34}$$

Durch Division der Beziehungen (3.33) und (3.34) entsteht der Ausdruck

$$E^P/E^P_{\max} = c_{PR}/c_R{}^0 = y_P, \tag{3.35}$$

womit die Beziehung zwischen pharmakologischem Effekt und Besetzungsgrad des Rezeptors als direkt proportional ausgewiesen wird. Demnach muß in Analogie zu Gl. (3.12) auch

$$E^P/E^P_{\max} = c_P/[K_{\text{diss}} + c_P] \tag{3.36}$$

gelten, der funktionelle Zusammenhang zwischen Effekt oder relativem Effekt und Dosis nimmt also eine hyperbole Form an.

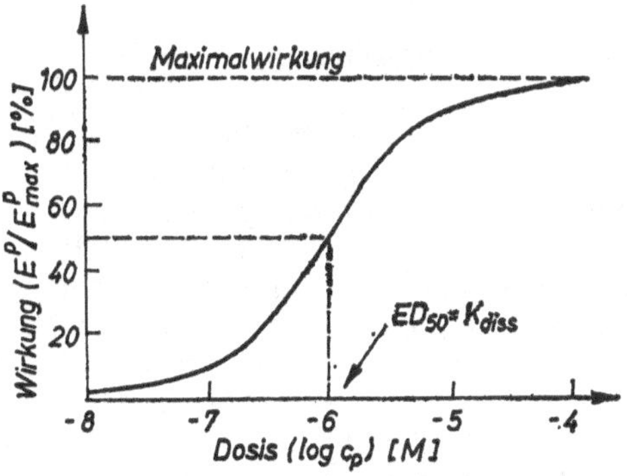

Abb. 14. Dosis-Wirkungs-Kurve (halblogarithmische Darstellung) (ED_{50} = Dosis, die 50% des Maximaleffektes hervorruft)

Bei Gültigkeit von Gl. (3.36) würde sich eine zusätzliche, in der Praxis gegenüber den bereits beschriebenen Verfahren einfacher zu handhabende und weitaus umfassender einsetzbare Methode zur Bestimmung der Dissoziations- oder Assoziationskonstanten eines Pharmakons aus der Dosis-Wirkungs-Kurve eröffnen, ist doch die den halben Maximaleffekt auslösende Pharmakonkonzentration bzw. Dosis (EC_{50} bzw. ED_{50}) gleich K_{diss} (Abb. 14, vgl. in Analogie die Ableitung von Gl. (3.13)). Tatsächlich zeigt sich jedoch, daß die Gl. (3.36) nur in sehr begrenztem Umfang zur Ermittlung von K_{diss} und K_{ass} dienen kann (vgl. 3.4.3.).

Betrachtet man Gl. (3.32) als Enzym-Substrat-Reaktion und faßt als Effekt die Bildungsgeschwindigkeit des Produktes auf, so gelten die Beziehungen (3.33) und (3.34) für die jeweilige Produktbildungsgeschwindigkeit v bzw. die maximal mögliche Geschwindigkeit V_{max}. Der Proportionalitätsfaktor α entspricht der Geschwindigkeitskonstanten k für die Reaktion des Enzym-Substrat-Komplexes zum Produkt. Auf diese Weise kann man die Analogie von Gl. (3.36) zur bekannten MICHAELIS-MENTEN-Gleichung der Enzymkinetik erkennen, da nun

$$E^P/E^P_{max} = v/V_{max} = c_S/[K_M + c_S] \quad (3.37)$$

gilt (c_S — Substratkonzentration, K_M — MICHAELIS-Konstante).

3.4.2. *Agonismus und Antagonismus*

Unter den Voraussetzungen der einfachen Okkupationstheorie sind Pharmaka gleicher Wirkungsqualität im Unterschied zu allen anderen Verbindungen dadurch gekennzeichnet, daß sie über eine bestimmte Affinität zum entsprechenden Rezeptor verfügen. Da der den Zusammenhang zwischen Besetzungsgrad des Rezeptors und Effekt regelnde Proportionalitätsfaktor α für alle Pharmaka als gleich groß angenommen wird, sollten sie auch alle den gleichen Maximaleffekt hervorrufen. Unterschiede in der Wirkungsstärke zweier Pharmaka bei gleicher Dosis wären dann allein auf Unterschiede ihrer Affinität, d. h. ihrer Assoziations- bzw. Dissoziationskonstanten zurückzuführen. Vergleicht man die Konzentrationen zweier Pharmaka A und B unterschiedlicher Affinität (charakterisiert durch die Dissoziationskonstanten K_A und K_B), die erforderlich sind, um den gleichen Effekt zu erzielen (äquieffektive Konzentrationen), so erhält man mit Hilfe von Gl. (3.36)

$$E^A/E^A_{\max} = c_A/[K_A + c_A] = c_B/[K_B + c_B] = E^B/E^B_{\max}. \tag{3.38}$$

Die Umformung führt zu der einfachen Beziehung

$$c_A/c_B = K_A/K_B, \tag{3.39}$$

die besagt, daß das Verhältnis der äquieffektiven Konzentrationen einen konstanten Wert besitzt. Die Logarithmierung verdeutlicht, daß die Differenz der Logarithmen der äquieffektiven Konzentrationen ebenfalls konstant und darüber hinaus unabhängig von den Werten für die Konzentrationen ist:

$$\log c_A - \log c_B = \log (K_A/K_B). \tag{3.40}$$

Trägt man daher die von A und B ausgelösten Effekte in *halblogarithmischer* Darstellung gegen die Konzentrationen c_A und c_B auf, so ergeben sich Dosis-Wirkungs-Kurven der gleichen Form, die parallel gegeneinander verschoben sind. Niedrigere Affinität des Pharmakons B drückt sich in Verschiebung zu höheren Konzentrationen aus und umgekehrt (Abb. 15).

Eine Reihe von Ergebnissen zeigt jedoch, daß Wirkungsqualität und -stärke nicht allein durch die Affinität der Stoffe zum je-

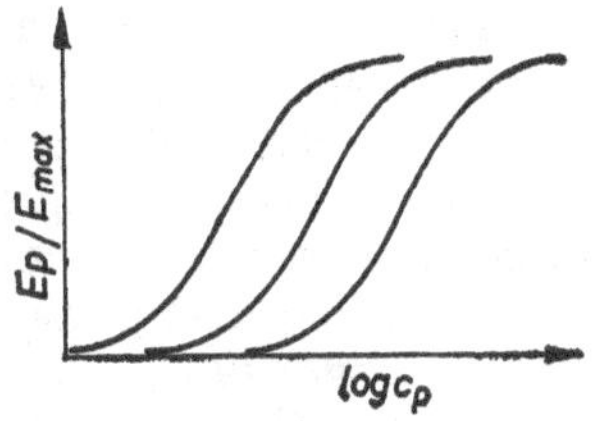

Abb. 15. Parallelität der Dosis-Wirkungs-Kurven vollständiger Agonisten unterschiedlicher Affinität.
(Das gleiche Bild ist im Sinne einer Parallelverschiebung der Dosis-Wirkungs-Kurve eines Agonisten *A* zu höheren Konzentrationen bei steigender Konzentration eines kompetitiven Antagonisten *B* gültig).

weiligen Rezeptor charakterisiert werden können. Es konnte z. B. nachgewiesen werden, daß

1. zahlreiche Verbindungen über eine hohe Affinität verfügen, ohne daß durch ihre Bindung ein Effekt ausgelöst wird,
2. manche Pharmaka bei gleicher oder höherer Affinität im Vergleich zu anderen Pharmaka deren Maximaleffekt auch bei hohen Konzentrationen nicht erreichen,
3. einige Pharmaka den Maximaleffekt auch ohne vollständige Sättigung der Rezeptormoleküle hervorrufen.

Unter den durch eine vorhandene Affinität zum Rezeptor gekennzeichneten Stoffen, hat man demnach zwischen solchen, die die Fähigkeit zur Effektauslösung besitzen, und solchen, die dazu nicht in der Lage sind, zu unterscheiden. Man nennt die Verbindungen, die nach ihrer Bindung qualitativ gleiche Effekte hervorrufen, *Agonisten.* Die Fähigkeit der Effektauslösung selbst wird als *Wirkaktivität* (*intrinsic activity* nach Ariens, *efficacy* nach Stephenson) bezeichnet. Alle Agonisten, die einen geringeren Maximaleffekt als den der am stärksten wirksamen Verbindung erreichen, sind *partielle Agonisten.* Bei Agonisten kann es sich sowohl um endogene Moleküle als auch um Xenobiotika handeln.

Demgegenüber heißen Stoffe, die die Wirkung von Agonisten abschwächen oder beseitigen, *Antagonisten.* Auch Antagonisten können mit Bindungsstellen des Rezeptors reagieren. Sie verfügen über eine (z. T. sehr hohe) Affinität, aber keine Wirkaktivität. Für sich allein bewirken sie keinen Effekt, sondern nur in Anwesenheit eines Agonisten.

Es gibt verschiedene Formen des *Antagonismus*. Besonders wichtig sind der *kompetitive* und der *nicht-kompetitive* Antagonismus. Kompetitive Antagonisten konkurrieren mit einem Agonisten um die Besetzung der gleichen Rezeptorbindungsstelle, zu der sie beide eine Affinität haben. Nicht-kompetitive Antagonisten reagieren dagegen mit Bindungsstellen, die unabhängig von der des Agonisten sind (allosterische Bindungsstellen). Obgleich aus dieser Wechselwirkung kein „eigener" Effekt erwächst, führt sie doch zur Beeinflussung der Agonist-Rezeptor-Reaktion, woraus sich einerseits eine Veränderung der Affinität zum Agonisten (*metaffinoide Wechselwirkung*), andererseits eine Veränderung der Wirkaktivität (*metactoide Wechselwirkung*) ergeben kann. In enger Beziehung zu den beiden genannten Antagonismustypen steht der sogenannte *Stoffwechselantagonismus*. Hierbei werden Metabolite eines Organismus durch Verbindungen mit ähnlicher Struktur aus dem Stoffwechsel verdrängt, ohne daß dabei ihre Funktion aufrechterhalten werden kann. In dieser Weise wirkende Pharmaka nennt man *Antimetabolite*.

Antimetabolite können entweder die Synthese der natürlichen Substrate durch Hemmung der synthetisierenden Enzyme beeinflussen (Beispiele für derartige Enzyminhibitoren enthält Tab. 12) oder anstelle des natürlichen Substrats in Produkte inkorporiert werden, die dann aber ihrer biochemischen Funktion nicht mehr nachkommen können (Beispiele für die Inkorporierung in Biopolymere sind in Tab. 16 aufgeführt). Auch die chemotherapeutisch wirkenden Sulfonamide werden in der Bakterienzelle anstelle der *p*-Aminobenzoesäure an Pterin-6-carbonsäure gebunden. Das Produkt kann dann aber nicht weiter zu Tetrahydrofolsäure umgesetzt werden.

Kompetitiver und nicht-kompetitiver Antagonismus treten innerhalb eines einzigen Rezeptor-Effektor-Systems auf. Man unterscheidet darüber hinaus noch *funktionellen, physikalischen und chemischen* Antagonismus, wobei die Abgrenzung der ersten beiden Typen voneinander nicht immer einfach ist. Während im Falle des funktionellen Antagonismus zwei Pharmaka (Agonisten!) durch Reaktion mit unabhängigen Rezeptorsystemen gegensätzliche Effekte auslösen, die über das gleiche Effektorsystem in Erscheinung treten, betrifft der physikalische Antagonismus das Auftreten konträrer Effekte, die von zwei Pharmaka durch Wechselwirkung mit völlig unabhängigen Rezeptor-Effektor-Systemen verursacht werden. Demgegenüber tritt beim chemischen Antagonismus der Antagonist nicht mit dem Rezeptor-Effektor-System, sondern mit dem Agonisten in Wechselwirkung. Der chemische Antagonist stellt in gewissem Sinne einen Konkurrenzrezeptor für den Agonisten dar.

Auf einige Aspekte des Zusammenwirkens mehrerer Pharmaka wird später noch eingegangen werden (vgl. 3.4.4.).

3.4.3. *Erweiterungen der einfachen Okkupationstheorie*

Der Hauptmangel der einfachen Okkupationstheorie besteht offenbar darin, daß die Unterschiede in den effektauslösenden Eigenschaften der Pharmaka keine Berücksichtigung finden. Ariens (1954) versuchte dieses Problem durch Einführung des Konzepts der *intrinsischen Wirkaktivität* (intrinsic activity) zu lösen. Dabei wird der ursprünglich für alle Agonisten gleiche Proportionalitätsfaktor α in der Beziehung zwischen Effekt und Konzentration des Pharmakon-Rezeptor-Komplexes zu einer variablen, somit *pharmakonspezifischen* Konstanten. Die Gln. (3.33)–(3.36) sind dementsprechend immer auf das jeweilige Pharmakon zu beziehen. Vergleicht man die Maximaleffekte zweier am gleichen Rezeptor angreifender Pharmaka A und B mit Hilfe von Gl. (3.34), so erhält man für das Verhältnis der individuellen intrinsischen Aktivitäten

$$\alpha_A/\alpha_B = E^A_{\max}/E^B_{\max}. \tag{3.41}$$

Es ist nun üblich, die intrinsische Aktivität eines Pharmakons A als Verhältnis des von ihm hervorgerufenen Maximaleffektes und des theoretisch am Rezeptor überhaupt möglichen Maximaleffektes auszudrücken. Gesetzt den Fall, Pharmakon B in Gl. (3.41) würde diesen maximalen Effekt ($E_{\max}$) hervorrufen, so daß man seine intrinsische Wirkaktivität zweckmäßigerweise gleich Eins setzen kann, so ergäbe sich für die intrinsische Aktivität des Pharmakons A, die nun einer *relativen Wirkaktivität* ($\alpha_A{}^E$) entspricht, der Ausdruck

$$\alpha_A{}^E = E^A_{\max}/E_{\max}. \tag{3.42}$$

Sofern der Bezugspunkt richtig gewählt wurde, nimmt α^E Werte zwischen Null und Eins an. Agonisten mit $\alpha^E = 1$ nennt man *vollständige Agonisten, kompetitive Antagonisten* sind durch $\alpha^E = 0$ gekennzeichnet, *partielle Agonisten* besitzen Werte im Bereich $0 < \alpha^E < 1$.

Bezieht man die Gl. (3.36) auf ein Pharmakon A, so erhält man

$$E^A/E^A_{\max} = c_A/[K_{\text{diss}} + c_A]. \tag{3.43}$$

Mit Hilfe von Gl. (3.42) kann man nun die Dosis-Wirkungs-Relation

$$E^A/E_{\max} = \alpha_A{}^E c_A/[K_{\text{diss}} + c_A] \tag{3.44}$$

gewinnen, in der sowohl die Affinität als auch die effektauslösenden Eigenschaften des Pharmakons durch die Parameter K_{diss} (bzw. K_{ass}) und α^E ihren Ausdruck finden. Die Annahme einer linearen Proportionalität zwischen Rezeptorbesetzung und pharmakologischem Effekt bleibt in diesem Modell bestehen. Die Ermittlung von α^E für ein Pharmakon ist im Prinzip sehr einfach, so daß auf der Grundlage von Gl. (3.44) die Bestimmung von Dissoziations- bzw. Assoziationskonstanten von Agonisten aus der Dosis-Wirkungs-Kurve noch erfolgen könnte. Leider ist die Anwendung von Gl. (3.44) wie auch die von Gl. (3.36) zu diesem Zweck aus weiter unten dargelegten Gründen nur sehr eingeschränkt möglich. Die Beziehung (3.44) macht den Verlauf der Dosis-Wirkungs-Kurven von Pharmaka gleicher Affinität, aber unterschiedlicher intrinsischer Wirkaktivität verständlich. In einem solchen Fall verhalten sich die durch gleiche Konzentrationen der Pharmaka A und B hervorgerufenen Effekte nämlich wie die zugehörigen intrinsischen Wirkaktivitäten:

$$E^A/E^B = \alpha_A{}^E/\alpha_B{}^E, \quad \text{wenn} \quad K_A = K_B \quad \text{und} \quad c_A = c_B. \tag{3.45}$$

Die entsprechenden Dosis-Wirkungs-Kurven liegen im gleichen Konzentrationsbereich, differieren aber bez. des Maximaleffektes und des Anstiegs (Abb. 16).

Das Konzept der intrinsischen Wirkaktivität ist in der gegebenen Form wohl in der Lage, die ersten beiden der in 3.4.2. aufgeführten Beobachtungen bez. unterschiedlicher Maximaleffekte von Pharmaka bzw. ausbleibender Effekte trotz vorhandener Affinität zu erklären, es vermag aber keine Begründung für die dritte Beobachtung zu geben, wonach Maximaleffekte auch noch bei z. T. sogar sehr niedrigem Besetzungsgrad der Rezeptoren resultieren. Man hat z. B. gefunden, daß in einer Reihe von Fällen auch nach irreversibler Blockade eines beachtlichen Teils der Rezeptoren durch kovalente Bindung von Ant-

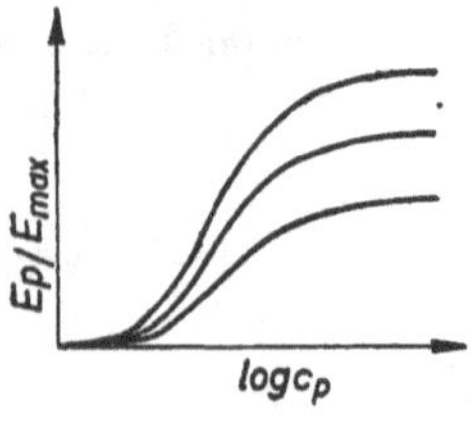

Abb. 16. Dosis-Wirkungs-Kurven partieller Agonisten mit gleicher Affinität wie der vollständige Agonist *A*

agonisten keine Reduzierung des Maximaleffekts auftritt. Der Anteil irreversibel, ohne Beeinträchtigung des Maximaleffektes blockierbarer Rezeptoren stellt eine *Reservekapazität* des Rezeptors dar (*Rezeptorreserve*, *Reserverezeptoren*), die gegebenenfalls in Anspruch genommen werden kann.

Das Konzept der Rezeptorreserve läßt sich besonders gut im Zusammenhang mit der bereits erwähnten Verstärkung eines durch wenige Pharmakonmoleküle ausgelösten Stimulus über die Hintereinanderschaltung mehrerer Aktivierungsschritte (z. B. in Form einer Enzymkette) verstehen. So kann die Menge des in einem der Schritte gebildeten Produkts, das der Aktivierung des folgenden dient, größer sein, als es für die Sättigung der dort vorhandenen Rezeptoren nötig ist. In diesem Fall würde also schon eine geringere Pharmakonmenge ausreichen, um den Maximaleffekt hervorzurufen.

Da Agonisten, die die Rezeptorpopulation für die Erreichung des gleichen Maximaleffektes in unterschiedlichem Maße in Anspruch nehmen, die gleiche intrinsische Wirkaktivität α^E, besitzen, muß nach einer anderen Erklärung gesucht werden. STEPHENSON (1956) ging davon aus, daß durch die Pharmakon-Rezeptor-Wechselwirkung zunächst ein Stimulus ausgelöst wird, der dem Sättigungsgrad des Rezeptors proportional ist:

$$S = e \cdot y_P. \tag{3.46}$$

Der Proportionalitätsfaktor e wird als *efficacy* oder *relative Reizaktivität* bezeichnet. Der Effekt selbst ist irgendeine, im allgemeinen unbekannte Funktion des Stimulus und somit der Rezeptorbesetzung:

$$E^P/E_{\max} = f(S) = f(e \cdot y_P) = f\,[e \cdot c_P/(K_{\text{diss}} + c_P)], \tag{3.47}$$

wobei gleich große Stimuli gleich große Effekte bewirken sollen. Betrachtet man das Produkt (3.46), so ist zu erkennen, daß ein Agonist mit hoher efficacy den gleichen Stimulus bereits bei niedrigerem Sättigungsgrad als ein Pharmakon mit geringer efficacy erreicht, und umgekehrt, eine geringe efficacy durch stärkere Besetzung der Rezeptoren bez. des Stimulus ausgeglichen werden kann. Die efficacy kompetitiver Antagonisten ist gleich Null. Partielle Agonisten besitzen keine Rezeptorreserve. Ihr Maximaleffekt, der grundsätzlich geringer als der vollständiger Agonisten ist, wird erst bei voller Inanspruchnahme der gesamten Rezeptorpopulation, also auch des Anteils, der für vollständige Agonisten die Rezeptorreserve bildet, erreicht.

Nach STEPHENSON gilt die Vereinbarung, daß ein Agonist A eine efficacy von Eins hat, wenn sein Maximaleffekt 50% des theoretisch überhaupt möglichen Maximaleffekts am Rezeptor erreicht, d. h.

$$e = 1 \quad \text{für} \quad E^A_{\max}/E_{\max} = 0{,}5. \tag{3.48}$$

Aus der Sicht des Stimulus-efficacy-Konzepts wird der begrenzte Aussagewert der intrinsischen Wirkaktivität α^E verständlich. Es wäre zweckmäßig, zunächst die relative intrinsische Aktivität eines Pharmakons A analog zu Gl. (3.42) auf den Stimulus zu beziehen. Die entsprechende Relation lautet dann

$$\alpha_A{}^E = S^A_{\max}/S_{\max}. \tag{3.49}$$

Sie drückt das Verhältnis des durch A ausgelösten maximalen Stimulus zum theoretisch möglichen maximalen Stimulus am betreffenden Rezeptor aus. Die ursprünglich eingeführte, effektbezogene intrinsische Wirkaktivität von Gl. (3.42) ist mit der stimulusbezogenen von Gl. (3.49) nur dann identisch, wenn

$$S^A_{\max}/S_{\max} = E^A_{\max}/E_{\max} \tag{3.50}$$

gilt, d. h. ein linearer Zusammenhang zwischen Stimulus und Effekt existiert oder, anders ausgedrückt, Stimulus und Effekt direkt proportional zueinander sind. Im allgemeinen ist der funktionelle Zusammenhang zwischen Stimulus und Effekt jedoch völlig unbekannt, wie das in der Formulierung von Gl. (3.47) zum Ausdruck kommt. Die Schwierigkeiten des Konzepts der intrinsischen Wirkaktivität konnten durch die Einführung einer anderen Maßzahl, abgekürzt mit α^S, behoben werden. Dieser Parameter, auf dessen Ableitung hier nicht eingegangen werden kann, hängt unmittelbar mit der efficacy in Form der Beziehung

$$e = 2\alpha^S \tag{3.51}$$

zusammen.

Es ist auch möglich, den Stimulus als Primäreffekt zu betrachten und seine Größe proportional der Konzentration an Pharmakon-Rezeptor-Komplex entsprechend

$$S_P = \varepsilon_P \cdot c_{PR} \tag{3.52}$$

anzusetzen. Der Proportionalitätsfaktor ε_P wird als *intrinsic efficacy* bzw. *intrinsische relative Reizaktivität* bezeichnet (FURCHGOTT, MACKAY 1965). Der Zusammenhang mit der efficacy liegt auf der Hand, wenn man die folgenden Relationen betrachtet:

$$S_P = \varepsilon_P \cdot c_{PR} = \varepsilon_P \cdot c_R{}^0 \cdot y_P = e \cdot y_P, \tag{3.53}$$

so daß die efficacy e gleich dem Produkt aus intrinsic efficacy und der Gesamtkonzentration des Rezeptors ist. Die zunächst vielleicht etwas formal erscheinende Einführung der intrinsic efficacy ε_P hat grundsätzliche Bedeutung für das Verständnis der effektauslösenden Eigenschaften von Pharmaka, macht sie doch deutlich, daß die efficacy e sowohl vom jeweiligen Pharmakon als auch von der totalen Konzentration der Rezeptoren und somit z. B. vom Gewebe abhängt, an dem die Untersuchungen durchgeführt werden. Ihr Wert kann demnach variieren, während der der intrinsic efficacy für einen gegebenen Rezeptortyp eine pharmakonspezifische Größe darstellt.

Nicht-lineare Zusammenhänge zwischen Stimulus und Effekt sowie die mögliche Existenz einer Rezeptorreserve bilden die Ursache dafür, daß eine Bestimmung der Dissoziations- bzw. Assoziationskonstanten von Agonisten direkt aus Dosis-Wirkungs-Kurven basierend auf den Gln. (3.36) und (3.44) unmöglich ist. Es ist z. B. offensichtlich, daß beim Vorliegen einer Rezeptorreserve die zum Erreichen des halben Maximaleffekts erforderliche Konzentration eines vollständigen Agonisten deutlich kleiner sein kann, als die zur Assoziations- bzw. Dissoziationskonstanten in Beziehung zu setzende Konzentration für die Halbsättigung der totalen Rezeptorpopulation. Erst bei vollständiger Blockade der Rezeptorreserve würde die ED_{50} eines vollständigen Agonisten der Dissoziationskonstanten entsprechen, sofern ein linearer Zusammenhang zwischen Stimulus, Rezeptorbesetzung und Effekt gesichert ist. Über die Rezeptorreserve hinausgehende Blockade von Rezeptoren bewirkt eine Reduzierung des Maximaleffekts. Es ist verständlich, daß auch dann, wenn keine Rezeptorreserve existiert, wie für partielle Agonisten, eine Bestimmung ihrer Assoziationskonstanten aus Dosis-Wirkungs-Kurven beim Vorliegen nichtlinearer Zusammenhänge unmöglich ist.

Furchgott hat einen Weg gewiesen, wie man dennoch zu diesen Affinitätsparametern für Agonisten gelangen kann. Ein Agonist A verursache in einer Konzentration c_A einen Effekt $E^A/E_{\max}$. Man ermittelt dann die äquieffektive Konzentration des Agonisten c_A', nachdem jedoch ein Teil der Rezeptoren, repräsentiert durch y_I, irreversibel blockiert wurde, so daß die ursprüngliche Rezeptorkonzentration c_R^0 auf den aktiven Anteil $c_R^0(1 - y_I)$ abgesunken ist. Geht man davon aus, daß gleich große Stimuli gleich große Effekte bedingen, so kann der Vergleich der äquieffektiven Konzentrationen c_A und c_A' entsprechend Gl. (3.53) erfolgen:

$$S_A = \varepsilon_A \cdot c_R^0 \cdot y_A = \varepsilon_A \cdot c_R^0(1 - y_I) \cdot y_A' = S_A'. \tag{3.54a}$$

Einsetzen von Gl. (3.47) führt zur Beziehung

$$c_A/[K_A + c_A] = (1 - y_I) \cdot c_A'/[K_A + c_A'], \tag{3.54b}$$

die in die linearisierte Form

$$1/c_A = 1/[(1 - y_I) \cdot c_A'] + y_I/[(1 - y_I) K_A] \tag{3.55}$$

gebracht werden kann. Aus dem Anstieg und dem Ordinatenabschnitt der beim Auftragen von $1/c_A$ gegen $1/c_A'$ entstehenden Geraden läßt sich die Dissoziationskonstante nach der Beziehung

$$K_A = \frac{\textit{Anstieg} - 1}{\textit{Ordinatenabschnitt}} \tag{3.56}$$

ermitteln. Es wird also davon ausgegangen, daß die Rezeptorblockade lediglich die Konzentration der Rezeptormoleküle erniedrigt, nicht aber den funktionellen Zusammenhang zwischen Stimulus und Effekt, dessen explizite Kenntnis hier nicht erforderlich ist, verändert.

3.4.4. Wechselwirkungen zweier Pharmaka mit dem gleichen Rezeptormolekül

Hinsichtlich des von einem Agonisten *A* ausgelösten Effektes kann sich die Verabreichung eines zweiten Pharmakons *B* in zwei Richtungen auswirken. Der ursprüngliche Effekt wird entweder verstärkt (*Synergismus*) oder abgeschwächt bzw. beseitigt (*Antagonismus*). Je nach Ausmaß der Verstärkung eines Effektes hat man zwischen ***subadditivem, additivem*** und ***super-*** bzw. ***überadditivem*** Synergismus zu unterscheiden. Eine Vielzahl wichtiger Wechselwirkungen zweier Pharmaka mit dem gleichen Rezeptormolekül kann unter den bereits eingeführten Begriffen des kompetitiven und nicht-kompetitiven Antagonismus zusammengefaßt werden. Für die Beschreibung wesentlicher Aspekte dieser Phänomene und die Deutung des Verlaufs der auftretenden Dosis-Wirkungs-Kurven ist die Okkupationstheorie durchaus geeignet. In vielen konkreten Fällen verbirgt sich hinter dem Agonisten *A* ein bestimmtes Substrat des Organismus und weniger ein verabreichtes Pharmakon. Das Pharmakon *B* beeinflußt dann die Rezeptor-Substrat-Reaktion im Sinne eines *Inhibitors* oder *Aktivators*.

Zunächst soll der Fall der *kompetitiven Wechselwirkung* zweier Pharmaka *A* und *B* an der gleichen Bindungsstelle des Rezeptors behandelt werden, der durch das folgende allgemeine Schema ausgedrückt werden kann (siehe Seite 91).

In weiterer Vereinfachung wird angenommen, daß es sich beim Pharmakon *B* um einen kompetitiven Antagonisten handelt, der selbst nicht in der Lage ist, einen Effekt auszulösen ($\alpha_B^E = 0$). Die im Rahmen der Okkupationstheorie ausschlaggebende Größe

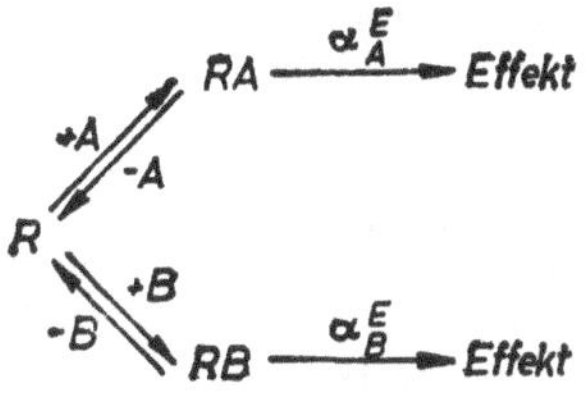

für den durch A hervorgerufenen Effekt ist der Sättigungsgrad des Rezeptors y_A. Eine lineare Beziehung zwischen Stimulus und Effekt vorausgesetzt, gilt

$$E^A/E_{\max} = \alpha_A^E \cdot y_A = \alpha_A^E \cdot c_{RA}/[c_R + c_{RA} + c_{RB}]. \quad (3.57)$$

Die Konzentrationen der Pharmakon-Rezeptor-Komplexe ergeben sich nach dem MWG zu

$$c_{RA} = c_A \cdot c_R/K_A \quad \text{und} \quad c_{RB} = c_B \cdot c_R/K_B. \quad (3.58\,\text{a, b})$$

Durch Einsetzen von (3.58a, b) in Gl. (3.57) erhält man

$$E^A/E_{\max} = \alpha_A^E \cdot c_A/[K_A(1 + c_B/K_B) + c_A]. \quad (3.59)$$

Wenn man diese Beziehung mit der bei Abwesenheit des kompetitiven Antagonisten geltenden Gl. (3.44) vergleicht, so kann man erkennen, daß die Dissoziationskonstante K_A durch Multiplikation mit dem durch den Klammerausdruck gegebenen Faktor, dessen Wert größer als Eins ist, scheinbar anwächst, d. h. der um die gleiche Bindungsstelle konkurrierende Antagonist B vermindert die Besetzung des Rezeptors durch A, so daß A mit einer geringeren Affinität in Erscheinung tritt. Dementsprechend verschiebt sich die Dosis-Wirkungs-Kurve in halblogarithmischer Darstellung, wie schon für vollständige Agonisten unterschiedlicher Affinität diskutiert, parallel zu höheren Konzentrationen (Abb. 15), d. h. aber auch, daß durch Konzentrationserhöhung von A der Einfluß des kompetitiven Antagonisten B unterdrückt werden kann und die durch A prinzipiell erreichbare Maximalwirkung erhalten bleibt.

Auf dem Vergleich der Konzentrationen, die ein Agonist allein und bei Anwesenheit eines kompetitiven Antagonisten B benötigt, um gleiche Effekte auszulösen, basiert eine einfache Methode zur Bestimmung der Dissoziationskonstanten kompetitiver Antagonisten. Mathematisch ausgedrückt wird dieser Vergleich mit Hilfe der Beziehungen (3.44) und (3.59):

$$\alpha_A^E \cdot c_A/[K_A + c_A] = \alpha_A^E \cdot c_A'/[K_A(1 + c_B/K_B) + c_A'], \quad (3.60)$$

wobei c_A' für die äquieffektive Pharmakonkonzentration A bei Anwesenheit von B steht. Die Vereinfachung führt zum Ausdruck

$$c_A'/c_A = 1 + c_B/K_B, \tag{3.61}$$

den man logarithmisch wie folgt schreiben kann:

$$\log (c_A'/c_A) = \log (1 + c_B/K_B). \tag{3.62}$$

Bezeichnet man den Quotienten c_A'/c_A als Dosisverhältnis x, so ergibt sich aus (3.61)

$$\log (x - 1) = \log c_B - \log K_B. \tag{3.63}$$

Aus der Auftragung von $\log (x - 1)$ gegen $\log c_B$ (Schild-Plot) läßt sich die gesuchte Dissoziationskonstante des kompetitiven Antagonisten ermitteln. Es ist interessant, daß die Bestimmung von K_B in dieser Weise von der konkreten Form des Stimulus-Effekt-Zusammenhangs unabhängig ist. Analog zur Definition des pH-Wertes kann man den negativen dekadischen Logarithmus der Dissoziationskonstanten K_B mit pK_B abkürzen, so daß der Ausdruck

$$\log (x - 1) = \log c_B + pK_B \tag{3.64}$$

entsteht. Für ein äquieffektives Dosisverhältnis von $x = 2$ wird der pK_B-Wert gerade gleich dem negativen dekadischen Logarithmus der zugehörigen Konzentration des Antagonisten:

$$pK_B = -\log c_B. \tag{3.65}$$

Schild setzt den pK_B-Wert dem pA_2-Wert (allgemein pA_x-Wert für das jeweilige Dosisverhältnis x) gleich, der dem negativen dekadischen Logarithmus der Konzentration des kompetitiven Antagonisten entspricht, bei der man die doppelte Konzentration des Agonisten einsetzen muß, um den gleichen Effekt wie bei Abwesenheit des kompetitiven Antagonisten zu erreichen.

Ist auch das Pharmakon B in der Lage, einen Effekt hervorzurufen ($\alpha_B^E > 0$), so kann man in völliger Analogie zur Ableitung von Gl. (3.59) den entsprechenden mathematischen Ausdruck dafür finden. Der registrierte Gesamteffekt beider Pharmaka ergibt sich dann additiv aus den durch A bzw. B in Anwesenheit des jeweiligen Konkurrenten bewirkten Teileffekten:

$$E^{AB}/E_{\max} = \alpha_A^E \cdot c_A/[K_A(1 + c_B/K_B) + c_A] + \alpha_B^E \times c_B/[K_B(1 + c_A/K_A) + c_B]. \tag{3.66}$$

In Abhängigkeit von der Größe der intrinsischen Wirkaktivitäten α_A^E und α_B^E ergeben sich neben der bereits diskutierten Variante des kompetitiven Antagonismus weitere Typen kompetitiver Wechselwirkung zweier Pharmaka an der gleichen Bindungsstelle, die ihren Ausdruck in entsprechenden Formen der Dosis-Wirkungs-Kurve finden:

1. Ist α_B^E größer oder gleich α_A^E, so liegt *kompetitiver Synergismus* vor. Pharmakon B verstärkt den von A ausgelösten Effekt.
2. Liegt der Wert von α_B^E zwischen Null und α_A^E, so wirkt das Pharmakon B bei niedrigen Konzentrationen von A synergistisch, bei höheren dagegen antagonistisch. Pharmakon B, das bez. A partieller Agonist ist, wirkt als *kompetitiver Dualist*.

Einige Aspekte *nicht-kompetitiver Wechselwirkung* zweier Pharmaka am gleichen Rezeptormolekül sollen anhand des folgenden allgemeinen Schemas dargestellt werden:

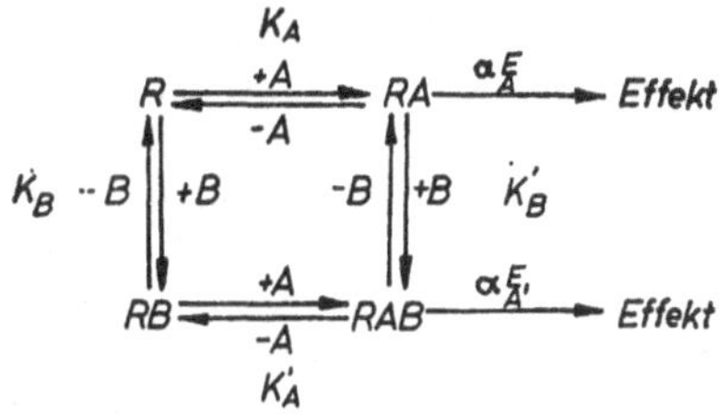

Es ist zu erkennen, daß das Pharmakon B, da es über eine von der des Pharmakons A unabhängige Bindungsstelle verfügt, sowohl mit dem Rezeptor als auch mit dem bereits von A gebildetem Pharmakon-Rezeptor-Komplex reagieren kann, selbst jedoch keinen Effekt auslöst ($\alpha_B^E = 0$), sondern lediglich durch seine Anlagerung auf die Reaktion von A mit dem Rezeptor Einfluß nimmt. Zur Vereinfachung soll zunächst angenommen werden, daß über den ternären Komplex RAB keine Effektinduzierung mehr stattfinden kann ($\alpha_{A'}^E = 0$). Innerhalb des gegebenen Schemas sind bei der Ableitung einer Gleichung für den Sättigungsgrad y_A vier Gleichgewichte zu berücksichtigen, die durch die Gleichgewichtskonstanten K_A, K_B K_A' und K_B' charakterisiert werden. Diese Dissoziationskonstanten sind nicht unabhängig voneinander, wie sich leicht zeigen läßt, sondern durch die Beziehung

$$K_B/K_B' = K_A/K_A' \tag{3.67}$$

miteinander verknüpft. Die im Nenner des Sättigungsgrades auftretende Gesamtkonzentration an Rezeptor ist nun durch die Summe ($c_R + c_{RA} + c_{RB} + c_{RAB}$) gegeben. Unter Beachtung dieser

Zusammenhänge ergibt sich in völliger Analogie zur Ableitung von Gl. (3.59) die Beziehung

$$E^A/E_{\max} = \alpha_A^E \cdot c_A/[K_A(1 + c_B/K_B) + c_A(1 + c_B/K_B')]. \quad (3.68)$$

Sie verdeutlicht, daß unter den gegebenen Bedingungen sowohl die Effektauslösung (metactoide Wechselwirkung) als auch die Affinität (metaffinoide Wechselwirkung) des Pharmakons A durch die Bindung des Pharmakons B an seinen Rezeptor beeinflußt werden kann. Mit dem gleichzeitigen Auftreten beider Etfekte ist also durchaus zu rechnen. Einige spezielle Fälle sollen nun diskutiert werden:

1. $K_B = K_B'$ *und damit wegen Gl. (3.67) auch* $K_A = K_A'$, d. h., es findet keine wechselseitige Beeinflussung der Affinität der Pharmaka A und B statt. In diesem Fall ergibt sich aus der Gl. (3.68) unmittelbar die Beziehung für die *klassische* Form des *nicht-kompetitiven Antagonismus*, bei dem lediglich die Effektinduzierung beeinträchtigt wird. In der Enzymkinetik spricht man von einer Erschwerung des Zerfalls des Enzym-Substrat-Komplexes RA in das Produkt verursacht durch den Inhibitor B, für dessen Wirkungsweise im allgemeinen eine im aktiven Zentrum des Enzyms induzierte Konformationsänderung verantwortlich gemacht wird. Interessante Konsequenzen, auf die hier nur verbal eingegangen werden kann, ergeben sich, wenn unter der Randbedingung $K_B = K_B'$ über den ternären Komplex RAB ebenfalls eine Effektauslösung wie über RA möglich ist, d. h. $\alpha_{A'}^E > 0$ gilt. Im Wertebereich $\alpha_A^E > \alpha_{A'}^E > 0$ registriert man dann einen *partiell nicht-kompetitiven Antagonismus*, während unter der Bedingung $\alpha_{A'}^E > \alpha_A^E$ sogar ein *nicht-kompetitiver Synergismus* vom Pharmakon B verursacht wird. Ist die Effektauslösung über RA und RAB völlig gleich ($\alpha_{A'}^E = \alpha_A^E$), so verschwindet für $K_B = K_B'$ jegliches Hemm- oder Aktivierungsverhalten und es resultiert der gleiche Verlauf der Dosis-Wirkungs-Kurve wie bei Abwesenheit des Pharmakons B.

2. $K_B \neq K_B'$ *und damit wegen Gl. (3.67) auch* $K_A \neq K_A'$, d. h., die Bindung der Pharmaka A bzw. B an den freien Rezeptor verändert die Affinität für die nachfolgende Anlagerung von B bzw. A. Nimmt man zusätzlich an, daß die Effektauslösung über den ternären Komplex RAB in gleicher Weise wie über RA möglich ist ($\alpha_{A'}^E = \alpha_A^E$), so liegt ein *partiell kompetitiver* Mechanismus vor, wobei zwei Fälle zu unterscheiden sind. Für $K_B > K_B'$ handelt

es sich um eine ***nicht-kompetitive Aktivierung***, für $K_B < K_B'$ hat man es mit einer ***partiell-kompetitiven Hemmung*** zu tun.

Es liegt auf der Hand, daß in Abhängigkeit des Wertes von $\alpha_{A'}^{E}$ in Relation zu α_A^E sowie der durch Gl. (3.67) gegebenen Zusammenhänge der verschiedenen Dissoziationskonstanten eine große Zahl von Übergängen zwischen nicht-kompetitiven und partiell-kompetitiven Wechselwirkungen sowohl im synergistischen als auch im antagonistischen Sinne denkbar ist. Das weist auf die Schwierigkeiten hin, aus Dosis-Wirkungs-Kurven Rückschlüsse auf den Mechanismus der Pharmakon-Rezeptor-Wechselwirkung und der Effektuierung zu ziehen und unterstreicht das Problem der Mehrdeutigkeit solcher Zusammenhänge.

Es soll noch auf einen speziellen Fall hingewiesen werden, bei dem das Pharmakon *B* sich ausschließlich an den Pharmakon-Rezeptor-Komplex *RA* (Enzym-Substrat-Komplex) und nicht an den freien Rezeptor bindet. Auch hier existiert demnach eine vom katalytischen Zentrum unabhängige Bindungsstelle, die möglicherweise jedoch erst durch die Bindung des Pharmakons bzw. Substrats *A* geschaffen wird. In der Enzymologie ist diese Situation Ausgangspunkt der Betrachtung eines speziellen Hemmtyps, der sogenannten ***unkompetitiven Hemmung***. Dabei geht man davon aus, daß der gebildete ternäre Komplex *RAB* keine katalytische Aktivität zeigt, d. h. über ihn ist keine Effektauslösung möglich (dead-end-Komplex). In der Pharmakologie wird neben dieser Möglichkeit der Wirkung eines Pharmakons noch der entgegengesetzte Fall diskutiert, daß nämlich die Effektauslösung überhaupt erst durch die Ausbildung des ternären Pharmakon-Substrat-Rezeptor-Komplex erfolgen kann, d. h. das Pharmakon *B* aktiviert den Substrat-Rezeptor-Komplex, wobei der Substrat-Rezeptor im allgemeinen einem Enzym entsprechen soll. Für das Pharmakon stellt der Enzym-Substrat-Komplex insgesamt den Rezeptor dar, dessen Existenz demnach von der Anwesenheit des Substrats abhängt, das jedoch bei der Reaktion umgesetzt wird. So gesehen besitzt der Pharmakon-Rezeptor dynamischen Charakter. Nach Bloom und Goldman wird dieser Mechanismus daher als *dynamische Rezeptorhypothese* (*dynamic receptor hypothesis*) bezeichnet.

3.4.5. *Die Geschwindigkeitstheorie*

Eine Alternative zur Okkupationstheorie stellt die von PATON (1961) entwickelte *Geschwindigkeitstheorie* dar. Sie basiert auf der Annahme, daß der Moment des Zusammentreffens von Pharmakon und Rezeptor für die Auslösung eines Effekts von ausschlaggebender Bedeutung ist. An die Stelle der Konzentration der durch das Pharmakon besetzten Rezeptoren, die in Form des Sättigungsgrades in der Okkupationstheorie die zentrale Rolle spielte, tritt jetzt die *Zahl der Pharmakon-Rezeptor-Kontakte in der Zeiteinheit.* Die Geschwindigkeitstheorie läßt die *kinetischen* Aspekte der Pharmakon-Rezeptor-Reaktion in den Vordergrund treten. Die Induzierung eines Stimulus hängt eng mit der Geschwindigkeit der Reaktion von Pharmakon und Rezeptor zum Pharmakon-Rezeptor-Komplex sowie der Dissoziationsgeschwindigkeit dieses Assoziats zusammen.

PATON selbst hat die Auffassung von der Rezeptorbesetzung in der Okkupationstheorie als bestimmendem Maß der Effektauslösung mit der Taste einer Orgel verglichen, die einen Dauerton erzeugt, solange sie niedergedrückt ist, während der Pharmakon-Rezeptor-Kontakt in der Geschwindigkeitstheorie dem Anschlagen einer Klaviertaste entspricht, bei dem auch bei gedrückt bleibender Taste der Ton nur einmal erzeugt wird und dann abklingt.

Die Zahl der Pharmakon-Rezeptor-Kontakte in der Zeiteinheit entspricht der Assoziationsgeschwindigkeit der Pharmakon-Rezeptor-Reaktion

$$P + R \underset{k_{\text{diss}}}{\overset{k_{\text{ass}}}{\rightleftharpoons}} P \cdots R. \tag{3.1}$$

Nach den Grundgesetzen der chemischen Kinetik ist sie zu einem beliebigen Zeitpunkt t dem Produkt der jeweils vorhandenen Konzentrationen der an der Reaktion beteiligten Stoffe proportional. Es gilt also

$$v_{\text{ass}} = k_{\text{ass}} \cdot c_R \cdot c_P. \tag{3.69}$$

Für die zum Zeitpunkt t vorhandene Rezeptorkonzentration c_R kann man die Differenz $(c_R{}^0 - c_{PR})$ einsetzen, so daß sich

$$v_{\text{ass}} = k_{\text{ass}} \cdot [c_R{}^0 - c_{PR}] \cdot c_P \tag{3.70}$$

ergibt. Führt man den Sättigungsgrad y in bekannter Weise ein, so erhält man den Ausdruck

$$v_{\text{ass}} = k_{\text{ass}} \cdot c_R{}^0 \cdot [1 - y_P] \cdot c_P. \tag{3.71}$$

Von PATON wurde die Bildungsgeschwindigkeit des Pharmakon-Rezeptor-Komplexes pro Rezeptormolekül eingeführt. Die entsprechende Division von Gl. (3.71) durch die Gesamtkonzentration des Rezeptors $c_R{}^0$ liefert dann

$$v'_{\mathrm{ass}} = v_{\mathrm{ass}}/c_R{}^0 = k_{\mathrm{ass}} \cdot [1 - y_P] \cdot c_P. \qquad (3.72)$$

Zum Zeitpunkt $t = 0$ ist der Sättigungsgrad y_P des Rezeptors gleich Null. Die initiale Assoziationsgeschwindigkeit ist demnach durch

$$v^0_{\mathrm{ass}} = k_{\mathrm{ass}} \cdot c_P{}^0 \qquad (3.73)$$

gegeben. Diesen Ausdruck kann man in die allgemeine Gl. (3.72) einsetzen, wenn man, wie das im allgemeinen geschieht, davon ausgeht, daß die Pharmakonkonzentration c_P zeitunabhängig ist, das Pharmakon also nur zu einem geringen Teil gebunden wird. Man erhält dann die wichtige Beziehung

$$v'_{\mathrm{ass}} = v^0_{\mathrm{ass}} \cdot [1 - y_P]. \qquad (3.74)$$

Sie zeigt, daß die Assoziationsgeschwindigkeit zu Beginn der Reaktion ihren Maximalwert hat und dann mit wachsendem Sättigungsgrad des Rezeptors abnimmt. Da die Grundannahme der Geschwindigkeitstheorie in der Postulierung einer direkten Proportionalität zwischen Effekt bzw. Stimulus und Assoziationsgeschwindigkeit besteht, muß also ein Abklingen (*fading* oder *fade*) des Effektes mit der Zeit zu registrieren sein, was in einigen Fällen, jedoch nicht generell, wie von der Geschwindigkeitstheorie gefordert, beobachtet wird. In der einfachen Okkupationstheorie sollte der Effekt demgegenüber durch das Anwachsen der Rezeptorsättigung mit der Zeit ansteigen.

Wenn der Gleichgewichtszustand erreicht ist, hat die Assoziationsgeschwindigkeit ihren nun zeitunabhängigen Minimalwert erreicht. Die Assoziationsgeschwindigkeit im Gleichgewicht ist durch

$$v'_{\mathrm{ass}}(eq) = v^0_{\mathrm{ass}} \cdot [1 - y_P^{eq}] \qquad (3.75)$$

gegeben. Im Gleichgewichtszustand ist die Dissoziationsgeschwindigkeit des Pharmakon-Rezeptor-Komplexes, die zu Beginn der Reaktion gleich Null ist, der Assoziationsgeschwindigkeit gleich geworden. Das kann in der folgende Weise ausgedrückt werden:

$$v_{\mathrm{ass}}(eq) = k_{\mathrm{ass}} \cdot c_P{}^{eq} \cdot c_R{}^{eq} = k_{\mathrm{diss}} \cdot c^{eq}_{PR} = v_{\mathrm{diss}}(eq). \qquad (3.76)$$

Wieder wird c_R durch die Differenz $(c_R{}^0 - c_{PR})$, nun bezogen auf das Gleichgewicht, substituiert. Für die Gleichgewichtskonzentration des Pharmakons wird weiterhin von der Annahme der Zeitunabhängigkeit der Pharmakonkonzentration überhaupt, d. h. $c_P{}^{eq} = c_P$, ausgegangen. Die Division durch die Gesamtkonzentration an Rezeptormolekülen ermöglicht erneut die Einführung des Sättigungsgrades, so daß schließlich aus Gl. (3.76) die Beziehung

$$k_{\text{ass}} \cdot c_P \cdot [1 - y_P{}^{eq}] = k_{\text{diss}} \cdot y_P{}^{eq} \tag{3.77}$$

entsteht. Aus dieser Relation kann ein Ausdruck für den Sättigungsgrad des Rezeptors im Gleichgewicht gewonnen werden:

$$y_P{}^{eq} = k_{\text{ass}} \cdot c_P/[k_{\text{ass}} \cdot c_P + k_{\text{diss}}]. \tag{3.78}$$

Einsetzen in Gl. (3.75) liefert für das Verhältnis der Assoziationsgeschwindigkeiten im Gleichgewicht und zu Beginn der Reaktion

$$v'_{\text{ass}}(eq)/v^0_{\text{ass}} = k_{\text{diss}}/[k_{\text{ass}} \cdot c_P + k_{\text{diss}}]. \tag{3.79}$$

Dieser Quotient wird als *Schwinde-Verhältnis* (*fade ratio*) bezeichnet. Für die Assoziationsgeschwindigkeit selbst gilt unter Verwendung von Gl. (3.79) mit $c_P{}^0 = c_P$ im Gleichgewicht

$$\begin{aligned} v'_{\text{ass}}(eq) &= k_{\text{ass}} \cdot k_{\text{diss}} \cdot c_P/[k_{\text{ass}} \cdot c_P + k_{\text{diss}}] \\ &= k_{\text{diss}} \cdot c_P/[c_P + k_{\text{diss}}/k_{\text{ass}}]. \end{aligned} \tag{3.80}$$

Der Quotient der Geschwindigkeitskonstanten von Hin- und Rückreaktion in der gegebenen Form ist aber gerade identisch mit der Dissoziations-Gleichgewichtskonstanten K_{diss} des Pharmakon-Rezeptor-Komplexes, die ein Maß für die Affinität ist. Die resultierende Beziehung

$$v'_{\text{ass}}(eq) = k_{\text{diss}} \cdot c_P/[c_P + K_{\text{diss}}] \tag{3.81}$$

der Geschwindigkeitstheorie für die Assoziationsgeschwindigkeit im Gleichgewicht liefert eine unmittelbare Erklärung für den hyperbolen Verlauf der Dosis-Wirkungs-Kurven, wenn man den Effekt bzw. besser den Stimulus proportional zur Assoziations- bzw. für den Gleichgewichtsfall mit derselben Berechtigung proportional zur Dissoziationsgeschwindigkeit ansetzt:

$$S = k_{\text{diss}} \cdot c^{eq}_{PR}. \tag{3.82}$$

Der Vergleich der Beziehungen (3.82) und (3.53) zeigt, daß die Dissoziationskonstante des Pharmakon-Rezeptor-Komplexes k_{diss} der intrinsic efficacy der Okkupationstheorie entspricht und multipliziert mit der Gesamtkonzentration die efficacy (vgl. Gl. (3.53)) ergibt. Ein wesentlicher Vorteil der Geschwindigkeitstheorie gegenüber der Okkupationstheorie besteht darin, auf solche etwas künstlichen Parameter wie intrinsische Wirkaktivität, intrinsic efficacy oder efficacy verzichten zu können. Die Unterschiede der Pharmaka, Effekte auslösen zu können, werden auf die Unterschiede in den Geschwindigkeitskonstanten der Assoziation und Dissoziation zurückgeführt, die ihrerseits in Form des Quotienten auch die Affinität bestimmen. Nach der Geschwindigkeitstheorie ist die Geschwindigkeitskonstante der Dissoziation des Pharmakon-Rezeptor-Komplexes k_{diss} für einen Agonisten deutlich größer als für einen Antagonisten. Gleichen Wert für k_{ass} vorausgesetzt, bedeutet das eine größere Affinität des Antagonisten zum Rezeptor. Durch den schnellen Zerfall des Agonist-Rezeptor-Komplexes kann ein erneuter Stimulus hervorgerufen werden, so daß in der Zeiteinheit eine deutlich größere Zahl von Kontakten zwischen den Molekülen des Agonisten und dem Rezeptor als zwischen denen des Antagonisten und dem Rezeptor stattfindet. Immerhin ist damit auch eine Erklärung dafür gegeben, daß Antagonisten manchmal zu Beginn einen kurzen Stimulus hervorrufen können. Allerdings wird dieser Effekt nicht für die überwiegende Zahl kompetitiver Antagonisten gefunden. Die Werte der Dissoziationsgeschwindigkeitskonstanten von partiellen Agonisten liegen zwischen denen für vollständige Agonisten und Antagonisten.

Durch die Herstellung von Beziehungen zwischen pharmakologischem Effekt und Assoziations- bzw. Dissoziationsgeschwindigkeitskonstanten der Pharmaka wird im Gegensatz zur Okkupationstheorie ein Zugang zum Verständnis der Pharmakonwirkung auf molekularer Ebene, so auch zur Erklärung dafür, warum manche Substanzen als Agonisten, andere dagegen als Antagonisten wirken, eröffnet, fließen doch Struktureigenschaften von Pharmakon- und Rezeptormolekül in die Festlegung der jeweiligen Werte der Geschwindigkeitskonstanten ein (vgl. 4.3.). Allerdings ist zu bedenken, daß in vielen Fällen die Kinetik der Pharmakon-Rezeptor-Reaktion durch die Kinetik von Diffusionsprozessen (Überwindung von Diffusionsbarrieren) überlagert wird, die dann auch die zeitliche Entwicklung der Pharmakonwirkung bestimmen.

3.4.6. *Zwei-Zustands-Modelle der Pharmakon-Rezeptor-Wechselwirkung*

Okkupations- und Geschwindigkeitstheorie sind relativ einfache, trotz ihrer Grenzen ziemlich erfolgreiche Modelle zur Beschreibung von Pharmakon-Rezeptor-Wechselwirkungen und zur Diskussion von Dosis-Wirkungs-Kurven. Ihr Vorteil besteht vor allem in der geringen Zahl der dazu erforderlichen Parameter. In der Praxis wird der Okkupationstheorie, vor allem in der durch Stephenson eingeführten erweiterten Form des efficacy-Konzepts sowie später erfolgten äquivalenten Formulierungen durch Ariens, sogar häufig der Vorzug gegenüber der in einigen bereits diskutierten Punkten theoretisch überzeugenderen Geschwindigkeitstheorie gegeben. Der Hauptmangel der Okkupationstheorie besteht jedoch darin, daß sie über die molekularen Vorgänge am Rezeptor sowohl hinsichtlich der Pharmakon-Rezeptor-Bindung als auch der Stimulierung keine Aussagen macht.

Mehr zum Verständnis des molekularen Mechanismus von Pharmakon-Rezeptor-Wechselwirkungen tragen Rezeptortheorien bei, die unter dem Namen *Zwei-Zustands-Modelle* zusammengefaßt werden. Derartige Modelle sind schon im Zusammenhang mit der Beschreibung kooperativen Bindungsverhaltens (vgl. 3.3.4.) vorgestellt worden. Ihre Übertragung auf die Diskussion des Zustandekommens pharmakologischer Effekte liegt um so näher, wenn man feststellt, daß eine Reihe von Dosis-Wirkungs-Kurven in Analogie zu zahlreichen Bindungskurven einen sigmoiden Verlauf bei der direkten Auftragung des Effektes gegen die Dosis zeigen. Tatsächlich können Zwei-Zustands-Modelle jedoch schon zur Diskussion von Pharmakon-Rezeptor-Wechselwirkungen herangezogen werden, die keine Kooperativität aufweisen, bei denen die Dosis-Wirkungs-Kurve hyperboles Verhalten demonstriert.

Die einfachste Form eines Zwei-Zustands-Modells ist in dem folgenden Schema dargestellt:

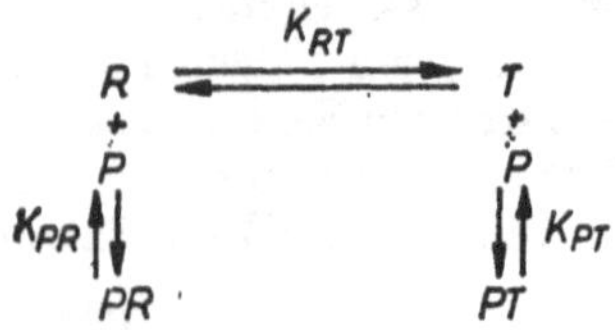

Dabei wurde die bei der Beschreibung des Symmetriemodells (vgl. S. 74) eingeführte Symbolik verwendet, obwohl Zwei-Zustands-Modelle in der Pharmakologie bereits viel früher entwickelt wurden.

Man postuliert die Existenz eines Gleichgewichtes zwischen einem aktiven Zustand R und einem inaktiven Zustand T des Rezeptors, das in Abwesenheit eines Pharmakons P weit auf der Seite der inaktiven Rezeptorform liegt ($K_{RT} \gg 1$). Ein Pharmakon P kann prinzipiell sowohl an die R- als auch an die T-Form binden. Die Affinität zu beiden Zuständen wird durch die jeweiligen Dissoziationskonstanten (!) K_{PR} und K_{PT} charakterisiert. Der Quotient

$$d = K_{PR}/K_{PT} \tag{3.29}$$

kann daher zur Einschätzung der Selektivität eines Pharmakons bez. des aktiven und inaktiven Zustands eines Rezeptors benutzt werden. Agonisten sind dann durch Werte von $d \ll 1$ gekennzeichnet. Sie verschieben das Gleichgewicht durch bevorzugte Bindung an die R-Form auf die Seite des aktiven Rezeptorzustands. Dabei ist es lediglich erforderlich anzunehmen, daß die Anlagerung des Agonisten zur Herausnahme der R-Form aus dem Gleichgewicht führt, wobei die Aktivität im Komplex PR erhalten bleibt. Insgesamt resultiert dadurch eine Erhöhung der aktiven Rezeptorkonzentration, die sich als Summe aus der im sich wieder einstellenden Gleichgewicht vorhandenen Konzentration an R-Form und der des Komplexes PR ergibt:

$$c_R^{\text{aktiv}} = c_R + c_{PR}. \tag{3.83}$$

Eine Differenzierung zwischen vollständigen und partiellen Agonisten ist insoweit möglich, als die Selektivität zugunsten der aktiven R-Form bei letzteren nur gering ausgeprägt ist. Antagonisten besitzen Werte von $d \geqq 1$. Sie stabilisieren den inaktiven Rezeptorzustand bzw. reduzieren die Zahl der aktiven Rezeptoren. Wenn $d = 1$ ist, d. h. die Affinität des Pharmakons zu beiden Rezeptorzuständen gleich groß ist, handelt es sich um eine Form des kompetitiven Antagonismus, der in der Ausschaltung eines Agonisten bez. seiner Anlagerung an die aktive Rezeptorform besteht, während das Konformationsgleichgewicht selbst unbeeinflußt bleibt.

Stellt man, wie in der Okkupationstheorie, einen Zusammenhang zwischen der Rezeptorbesetzung und dem Stimulus bzw. Effekt her, so zeigt eine Diskussion der Gl. (3.31) auf S. 75, die den Anteil $\bar{R}$ der Rezeptoren in der aktiven Form angibt, für $n = 1$, d. h. bei Existenz nur einer Bindungsstelle, daß eine hyperbole Dosis-Wirkungs-Kurve zu erwarten ist[1]).

Auch das allgemeine Schema der Rezeptoraktivierung (3.6) kann als Zwei-Zustands-Modell diskutiert werden, wie das z. B. von BELLEAU zur Deutung von Pharmakon-Wirkungen getan wurde (*makromolekulare* oder *konformative Perturbationstheorie*). In der aus Gründen der Einheitlichkeit umgeschriebenen Form von Gl. (3.6)

$$P + T \underset{K_{PT}}{\rightleftharpoons} PT \rightleftharpoons PR \qquad (3.84)$$

ist zu erkennen, daß die aktive Form des Rezeptors zunächst gar nicht existiert. Das Pharmakon reagiert mit der inaktiven T-Form zum entsprechenden Komplex, der sich erst in die aktive R-Form des Rezeptors umwandelt. Der Mechanismus der Umwandlung, den man als Effektuierung auffassen kann, könnte z. B. in einer Konformationsänderung bestehen. Die Unterscheidung von Agonisten, partiellen Agonisten und Antagonisten würde sich in diesem Modell aus ihrer unterschiedlichen Fähigkeit, die Umwandlung in die aktive, z. B. den Umsatz eines Substrats ermöglichende R-Form bewirken zu können, ergeben. Eine schnelle Wiedereinstellung des Gleichgewichts zwischen R- und T-Form nach Wirkung eines Pharmakonmoleküls vorausgesetzt, resultieren auch in diesem Modell hyperbole Dosis-Wirkungs-Kurven.

Besondere Bedeutung, vor allem zur Erklärung sigmoider Dosis-Wirkungs-Kurven, kommt Zwei-Zustands-Modellen zu, die von der Existenz miteinander wechselwirkender identischer bzw. nichtidentischer Rezeptorbindungsstellen ausgehen. Die wesentlichen Vorstellungen dazu wurden in Form des Symmetriemodells und des sequentiellen Modells bereits entwickelt (vgl. 3.3.4.). Sie führten zu den Phänomenen der Kooperativität und Allosterie. Von außerordentlicher Wichtigkeit für die Erklärung zahlreicher pharmakologischer Effekte ist die Annahme der Wirkung von Pharmaka als allosterische Effektoren. Während bei den früheren Betrachtungen lediglich die Affinitätsproblematik zur Debatte stand, sind bei der Diskussion sigmoider Dosis-Wirkungs-Kurven zwei Aspekte zu beachten:

Allosterische Effektoren können sowohl die Affinität des Rezeptors zum Substrat als auch die Effektauslösung beeinflussen.

---

[1]) Das ist kein Beweis dafür, daß kooperative Erscheinungen lediglich bei oligomeren Enzym- oder Rezeptorsystemen möglich sind.

Bez. beider Gesichtspunkte hat man positive und negative Effektoren zu unterscheiden und zweifellos auch mit kombiniertem Verhalten zu rechnen. Im Zusammenhang mit der Behandlung nicht-kompetitiver Phänomene (vgl. 3.4.4.). waren Wechselwirkungen, die zur Beeinflussung der Affinität führen, als metaffinoid und solche, die die Effektauslösung veränderten, als metactoid, bezeichnet worden. In Anlehnung an Erkenntnisse der Enzymkinetik werden Systeme mit metaffinoider Wechselwirkung (Veränderung des K_M-Wertes) auch als *K-Systeme* und Systeme mit metactoider Wechselwirkung (Veränderung von V_{max}) als *V-Systeme* klassifiziert. Das Zwei-Zustands-Modell für die Wirkung allosterischer Effektoren ist in schematischer Weise in Abb. 17 veranschaulicht worden. Dabei wurde von einem aus zwei identischen Untereinheiten bestehenden Rezeptorsystem ausgegangen. Durch die Anlagerung von positiven bzw. negativen

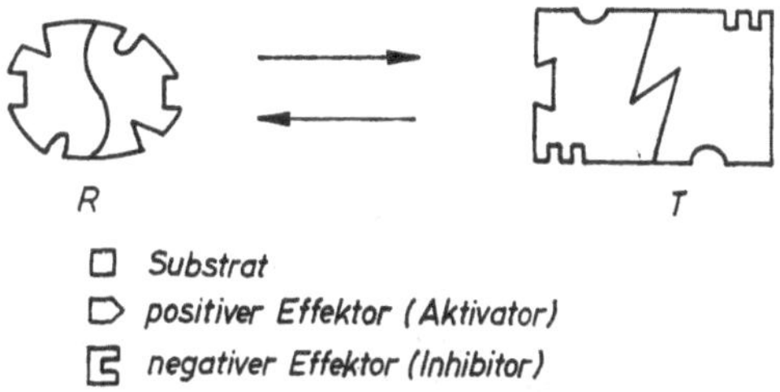

Abb. 17. Schematische Darstellung der Wirkung von Pharmaka als allosterische Effektoren

Effektoren an die *R*- bzw. *T*-Form wird infolge der Veränderung der Kooperativität, im Symmetriemodell durch die Forderung des konzertierten Übergangs aller Untereinheiten in die Alternativstruktur realisiert, im Gegensatz zu den nicht-kooperativen Zwei-Zustands-Modellen die Gleichgewichtskonstante K_{RT} verändert, wie das bereits diskutiert wurde (S. 77).

Einige Beispiele mögen die Anwendung von Zwei-Zustands-Modellen (kooperativ oder nicht-kooperativ) zur Erklärung spezieller Pharmakon-Effekte illustrieren. Dabei soll gleichzeitig gezeigt werden, in welch vielfältiger Weise die allgemeinen Begriffe aktive *R*-Form und inaktive *T*-Form konkretisiert werden können.

Zunächst sei auf das auf S. 166 näher erläuterte Zwei- bzw. Drei-Zustands-Modell des nicotinartigen Acetylcholin-Rezeptors, für den Acetylcholin als allosterischer Effektor wirkt, hingewiesen. Hier entsprechen *R*- und *T*-Zustand geöffneten bzw. geschlossenen Ionenkanälen. In einem weiteren Beispiel wird eine Erklärungsmöglichkeit für das Phänomen geliefert, daß Natriumionen die Bindung von Antagonisten an den Opiat-Rezeptor deutlich steigern, die von Agonisten jedoch entsprechend senken, so daß zur Unterscheidung von Agonisten und Antagonisten ein sogenannter Natrium-Index herangezogen werden kann. Man geht davon aus, wie es in Abb. 18 dargestellt wurde, daß der Opiat-Rezeptor in zwei Konformationszuständen existiert. Die *R*-Form bindet die Agonisten, verfügt aber über keine Bindungsstelle für Natriumionen, während die *T*-Form sowohl über Bindungsstellen für Antagonisten als auch Natriumionen verfügt. Vorhandene Natriumionen bewirken daher eine Gleichgewichtsverschiebung in Richtung der die Antagonisten begünstigenden *T*-Form.

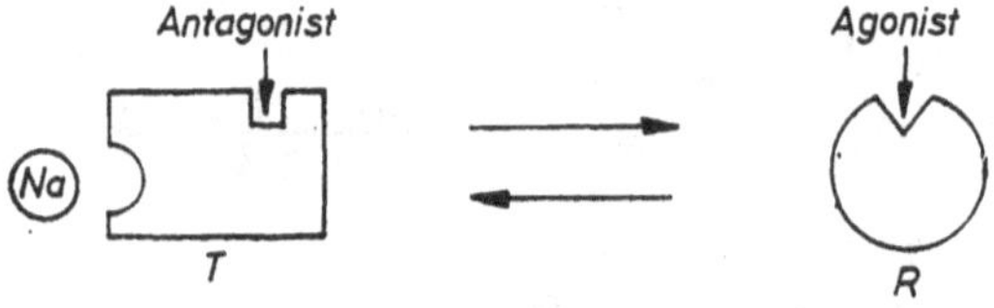

Abb. 18. Erklärung der Wirkung von Antagonisten und Agonisten am Opiat-Rezeptor unter dem Einfluß von Natriumionen auf der Grundlage eines Zwei-Zustands-Modells

Schließlich sei eine Hypothese von ARIENS erwähnt, die für das Verständnis der Effektuierungsprozesse eine große Rolle spielen könnte. Man kann sich vorstellen, daß ein Rezeptor in zwei Zuständen existiert, wobei die *R*-Form durch besonders polaren, die *T*-Form durch stark hydrophoben Charakter gekennzeichnet ist. Die polare *R*-Form ist in der Lage, mit anderen polaren Molekülen, z. B. Enzymen, zu aggregieren und diese durch eine dabei erfolgende Konformationsänderung zu aktivieren. Agonisten binden an die *R*-Form und verschieben das zunächst auf der Seite der *T*-Form liegende Gleichgewicht zu ihren Gunsten. Sie fördern damit die Aggregation und die Aktivierung des isoliert inaktiven Enzyms. Ein umgekehrtes Verhalten zeigen Antagonisten, die sogar zu einer Spaltung der im Gleichgewicht nur in geringer Konzentration vorhandenen Rezeptor-Enzym-Aggregate beitragen. ARIENS hat dieses Modell als *Aggregation-Segregation-*

Modell bezeichnet. Es ist ein spezieller Fall der sogenannten *mobile-receptor-hypothesis*, auf die im Zusammenhang mit einer ligandeninduzierten Kopplung von Membran-Rezeptoren mit Enzymen oder Ionophoren zu Rezeptor-Effektor-Systemen bereits kurz hingewiesen wurde. In Abb. 19 sind diese Vorstellungen skizziert.

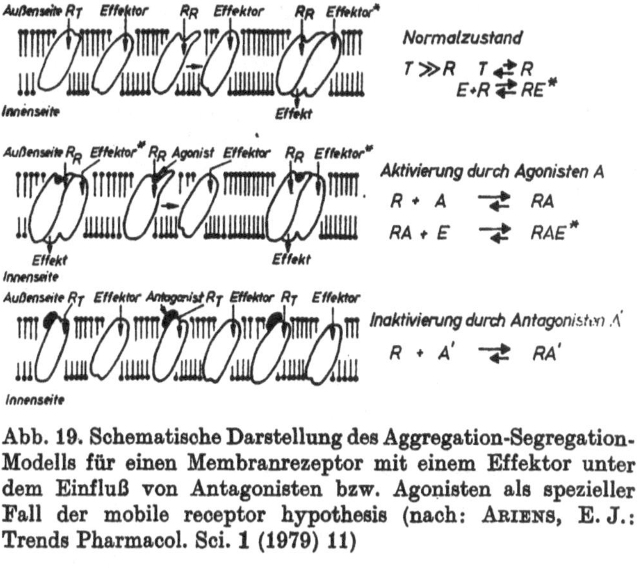

Abb. 19. Schematische Darstellung des Aggregation-Segregation-Modells für einen Membranrezeptor mit einem Effektor unter dem Einfluß von Antagonisten bzw. Agonisten als spezieller Fall der mobile receptor hypothesis (nach: Ariens, E. J.: Trends Pharmacol. Sci. **1** (1979) 11)

4. Struktur-Wirkungs-Beziehungen

Die von einem Pharmakon ausgehenden Wechselwirkungskräfte sind für sein Verhalten im Biosystem verantwortlich. Sie werden von der chemischen Struktur, d. h. der Elektronenverteilung und der räumlichen Anordnung der Atome oder Atomgruppen des Moleküls, bestimmt. Somit sollten Zusammenhänge zwischen der chemischen Struktur von Pharmaka und den von ihnen ausgelösten biologischen Effekten existieren, die man unter dem Oberbegriff *Struktur-Wirkungs-Beziehungen* (*SWB*) zusammenfaßt. Mit der Bezeichnung Wirkung können im konkreten Fall die *Wirkungsqualität*, die *Wirkungsstärke* oder die *Selektivität* gemeint sein, so daß in allen drei Richtungen nach Abhängigkeiten von der chemischen Struktur der Pharmaka gesucht werden kann.

Bei der Gewinnung gesetzmäßiger Zusammenhänge zwischen der Struktur und Wirkung sind in Anbetracht der komplexen Vorgänge, mit denen man konfrontiert ist, eine Reihe von Randbedingungen zu beachten. Besonders erwähnt werden muß der Umstand, daß solche Beziehungen streng genommen nur für Pharmaka gelten, die über den gleichen Wirkungsmechanismus verfügen, im allgemeinen also mit dem gleichen Rezeptor reagieren. Außerdem ist zu berücksichtigen, daß auch zahlreiche Vorgänge in der pharmakokinetischen Phase von der Struktur des Pharmakons abhängen (z. B.enzymatische Biotransformation; in bestimmten Fällen aktiver Transport; Verteilung im Biosystem, die ihren Ausdruck in der Konzentration des Pharmakons in der wäßrigen Phase, seiner Anreicherung in Fettdepots, der unspezifischen Bindung an Proteine, der Überwindung lipophiler Barrieren, wie der Membranen oder der Blut-Hirn-Schranke, finden kann u. a.). Beziehungen zwischen Struktur und biologischem Effekt können daher durch unterschiedliches Verhalten der betrachteten Pharmaka in der pharmakokinetischen Phase überdeckt werden oder umgekehrt Strukturabhängigkeiten von Prozessen der pharmakokinetischen Phase repräsentieren.

Eine geschlossene theoretische Behandlung der Pharmakon-Rezeptor-Reaktion mit Hilfe quantenchemischer und statistisch-thermodynamischer Methoden unter Einbeziehung des Milieus ist wegen der zumeist unbekannten Rezeptorstruktur und aus Aufwandsgründen gegenwärtig nicht durchführbar. Die Ermittlung von Gesetzmäßigkeiten erfolgt daher durch *Vergleich* der chemischen Struktur von Pharmaka in Relation zur Art und zum Umfang der von ihnen ausgelösten Effekte. Um zu möglichst gesicherten Aussagen zu kommen, ist demnach sowohl die *biologische Testung* einer genügend großen Zahl geeigneter Moleküle zur Gewinnung pharmakologischer Informationen (Bestimmung *biologischer Aktivitätsparameter*) als auch die *Entwicklung von Systemen objektiver Vergleichskriterien* (in Form von *Struktur-* oder *Molekülparametern*) zur Beschreibung ihrer chemischen Struktur erforderlich.

Wie in den folgenden Abschnitten noch beschrieben werden wird, kann die Analyse von Zusammenhängen zwischen biologischen Aktivitätsparametern und Strukturparametern qualitativer oder quantitativer Art sein. Dementsprechend bezeichnet man die gewonnenen Erkenntnisse als *qualitative* bzw. *quantitative Struktur-Wirkungs-Beziehungen.* Während bei qualitativen Analysen die Ermittlung von Struktur-Wirkungsqualitäts- gegenüber Struktur-Wirkungsstärke-Beziehungen im Vordergrund steht, sind letztere Hauptgegenstand einer quantitativen Struktur-Wirkungs-Analyse. Dazu ist jedoch die Aufstellung eines konkreten mathematischen Zusammenhangs zwischen biologischer Aktivität, repräsentiert durch einen geeigneten biologischen Aktivitätsparameter, und den Strukturparametern notwendig.

4.1. Parameter zur Beschreibung der Struktur von Pharmaka

Als Struktur- oder Molekülparameter kommen potentiell alle Größen in Frage, die die chemische Struktur im allgemeinen bzw. Teilaspekte davon im Sinne der am Anfang dieses Kapitels gegebenen Definition charakterisieren. Die Palette der Möglichkeiten reicht von Parametern, die ganz allgemeine Strukturmerkmale eines Moleküls kennzeichnen, über meßbare physikalische und chemische Eigenschaften, die von der chemischen Struktur abhängen, bis zu theoretisch zugänglichen Größen, die strukturelle Aspekte elektronischer oder räumlicher Art beschreiben. Vor allem hinsichtlich der Durchführung quantitativer Struktur-Wirkungs-Analysen bedarf es einer vernünftigen Quantifizierung der Strukturparameter, d. h., die Änderung eines Strukturmerkmals muß ihren Ausdruck in einer äquivalenten Abstufung des jeweiligen Strukturparameters finden.

Die für die Untersuchung von Struktur-Wirkungs-Beziehungen geeigneten Struktur- oder Molekülparameter lassen sich im wesentlichen vier Gruppen zuordnen:

1. Parameter zur Beschreibung konstitutioneller Eigenschaften

Hierunter sollen alle Parameter verstanden werden, die die Zusammensetzung eines Moleküls, d. h. die *Typen der Atome* oder *Atomgruppen*, ihre *Häufigkeit* sowie ihre *Verknüpfung*, beschreiben.

Eine einfache Möglichkeit zur Charakterisierung der Zusammensetzung von Pharmaka zum Zwecke des strukturellen Vergleichs besteht z. B. in der Parametrisierung der An- oder Abwesenheit bestimmter Strukturelemente. Eine vorhandene Atomgruppe würde je nach Häufigkeit ihres Auftretens durch die Zahlen 1, 2, ... usw. gekennzeichnet, Abwesenheit fände ihren Ausdruck durch die Zahl Null. Das auf diese Weise entstehende Vergleichsschema für eine Pharmakaserie bringt bez. der genannten strukturellen Gesichtspunkte Gemeinsamkeiten und Unterschiede zum Vorschein und kann als Grundlage für die Ermittlung qualitativer, aber auch quantitativer Struktur-Wirkungs-Beziehungen dienen. In Abhängigkeit von der Problemstellung sind Modifizierungen möglich. So kann man sich u. U. auf den Vergleich von Teilstrukturen beschränken

(Anzahl oder Größe von Ringen, Kettenlänge, Anzahl bestimmter Substituenten, Anzahl oder Art der Verzweigung usw.).

2. Parameter zur Beschreibung hydrophober Eigenschaften

Eine große Zahl von Untersuchungen zeigt, daß hydrophobe (apolare) Wechselwirkungen (vgl. 3.2.4.) von ganz besonderer Bedeutung für die pharmakologischen Eigenschaften von Molekülen sind. Oft geben Hydrophobizitätsunterschiede den Ausschlag für Änderungen der Wirkungsstärke oder -qualität. Hydrophobizitätsaspekte sind in doppelter Hinsicht zu beachten. Zum einen betreffen sie die Transportvorgänge des Pharmakons zum Wirkort in der pharmakokinetischen Phase, die als miteinander gekoppelte Folge von Verteilungsgleichgewichten zwischen apolaren und polaren Phasen betrachtet werden können, zum anderen spielen sie bei der Bindung des Pharmakons an den Rezeptor eine wichtige Rolle.

Eine besonders große Bedeutung für die Charakterisierung der Hydrophobizität eines Pharmakons besitzt der Logarithmus seines *Verteilungskoeffizienten P* für das Zweiphasensystem n-Octanol/Wasser. Der Verteilungskoeffizient stellt das Verhältnis der Konzentrationen (Aktivitäten) des Pharmakons in der apolaren (n-Octanol) und polaren (Wasser) Phase dar. Er drückt damit das Bestreben einer Substanz aus, von der einen in die andere Phase überzugehen.

Die Bedeutung von $\log P$ als Hydrophobizitätsparameter ist noch gestiegen, nachdem man erkannte, daß er in Gruppen von Verbindungen, die sich vom gleichen Grundkörper ableiten, additiv aus dem Logarithmus des Verteilungskoeffizienten der unsubstituierten Verbindung und spezifischen Beiträgen für die daran gebundenen Atome oder Atomgruppen berechnet werden kann. Am bekanntesten ist in diesem Zusammenhang die *hydrophobe Substituentenkonstante* π nach HANSCH und FUJITA geworden. Sie ist für einen Substituenten X durch die Beziehung

$$\pi_X = \log P_X/P_H \tag{4.1}$$

festgelegt. In dieser Gleichung stellt P_H den Verteilungskoeffizienten der unsubstituierten Verbindung dar, P_X den des entsprechend substituierten Derivats. Ein ähnliches Konzept wurde von REKKER in Form der *hydrophoben Fragmentkonstante* f entwickelt. Danach ergibt sich der $\log P$ additiv aus den Beiträgen f_i, die einzelnen Molekülfragmenten zugeordnet werden:

$$\log P = \sum_{i=1}^{n} a_i \cdot f_i. \tag{4.2}$$

Der Faktor a_i kennzeichnet die Häufigkeit des jeweiligen Fragments. π- und f-Werte kann man in großem Umfang tabellarischen Zusammenfassungen entnehmen (vgl. 8.).

3. Parameter zur Beschreibung elektronischer Eigenschaften

Neben den bereits behandelten hydrophoben Wechselwirkungen können auch elektrostatische (polare) Wechselwirkungen von entscheidender Bedeutung für die Anlagerung eines Pharmakons an den Rezeptor sein. Man denke z. B. an die bereits erwähnte Rolle weitreichender elektrostatischer Wechselwirkungen bei der Erkennung des Pharmakons durch den Rezeptor. Informationen über die Elektronenverteilung in einem Molekül sind mit Hilfe *quantenchemischer Methoden* erhältlich. Sie finden vor allem ihren Ausdruck in den *Elektronendichten* und *Nettoladungen* der Atome eines Moleküls. Da es sich bei den meisten Pharmaka um mittelgroße Moleküle handelt, ist die Gewinnung vertrauenswürdiger Daten über die Elektronenverteilung heutzutage in vielen Fällen ohne allzu großen Aufwand möglich. Besonders die Betrachtung der Elektronendichten der vermutlich für den Interaktionsprozeß entscheidenden Atome oder Atomgruppen (Stellen besonders großer negativer oder positiver Ladung im Molekül, Stellen großer Ladungsänderungen beim Vergleich mehrerer Moleküle, Reaktionszentren) kann für die Aufklärung von Struktur-Wirkungs-Beziehungen von besonderem Nutzen sein.

Ein Gesamtbild von den elektrostatischen Wechselwirkungsmöglichkeiten eines Moleküls kann man sich mit Hilfe der sogenannten *elektrostatischen Potentiale* machen, die ebenfalls mit verhältnismäßig geringem Aufwand quantenchemisch zugänglich sind. Neben den Informationen, die man für einzelne Regionen eines Moleküls erhält, ist auch der Vergleich der Potentialwerte an verschiedene Positionen von Molekül zu Molekül aufschlußreich.

Vor allem zur Einschätzung der Bedeutung von Charge-Transfer-Wechselwirkungen bei der Pharmakon-Rezeptor-Wechselwirkung für die Auslösung von Effekten ist die Betrachtung der höchsten besetzten (HOMO) bzw. niedrigsten unbesetzten Molekülorbitale (LUMO), die mit den Ionisierungspotentialen bzw. Elektronenaffinitäten in Beziehung stehen, angezeigt (vgl. 3.2.3.). Die Größe der Koeffizientenquadrate, mit denen die einzelnen Atome in den Linearkombinationsansatz von HOMO und LUMO eingehen, gibt Auskunft über die bez. der Elektronenabgabe bzw. -aufnahme begünstigten Positionen im Molekül.

Eine große Rolle bei der Beschreibung elektronischer Eigenschaften von Molekülen spielen in der Praxis *Substituentenkon-*

stanten, die die Beeinflussung einer Eigenschaft eines Bezugssystems bei der Einführung eines Substituenten zum Ausdruck bringen. Die hydrophobe Substituentenkonstante π war dafür bereits ein Beispiel gewesen. Die im Zusammenhang mit der Charakterisierung elektronischer Eigenschaften wichtigsten Substituentenkonstanten sind die *σ-Konstanten* nach Hammett.

Ausgangspunkt ihrer Ableitung ist die Beobachtung, daß sich die Geschwindigkeit zahlreicher Reaktionen meta- und para-substituierter Benzenderivate bei Variation der Substituenten des Rings in gleicher oder entgegengesetzter Weise wie die Azidität der entsprechend substituierten Benzoesäuren ändert. Den gefundenen linearen Zusammenhang kann man mit Hilfe der Geschwindigkeitskonstanten k_X und Gleichgewichtskonstanten K_X wie folgt ausdrücken:

$$\log k_X = \varrho \cdot \log K_X + b. \tag{4.3}$$

Bezieht man auf die unsubstituierte Verbindung (X=H), so entsteht die Form

$$\log (k_X/k_H) = \varrho \cdot \log (K_X/K_H), \tag{4.4}$$

die durch Einführung der *Substituentenkonstante* $\sigma_X = \log (K_X/K_H)$ in die übliche Schreibweise der Hammett-*Gleichung*

$$\log (k_X/k_H) = \varrho \cdot \sigma_X \tag{4.5}$$

übergeht. Die numerischen Werte der σ-Konstanten ergeben sich entsprechend der Definitionsgleichung aus den Aziditätskonstanten der Benzoesäure und ihres jeweiligen Substitutionsproduktes. Sie drücken die elektronischen Effekte des Substituenten auf das Reaktionszentrum aus. Positiviert (negativiert) er das Reaktionszentrum, so ist σ positiv (negativ). Die Werte der Substituentenkonstanten differieren für para-, meta- und ortho-Positionen. Für den zuletzt genannten Fall existieren die von Taft eingeführten *Substituentenkonstanten* E_s^0, denen ursprünglich ein dominierend sterischer Charakter unterlegt wurde. Bez. Mehrfachsubstitutionen können die Hammett-Konstanten häufig additiv behandelt werden. Für spezielle strukturelle Situationen, auf die hier nicht eingegangen werden soll, liegen Modifizierungen (σ^-- bzw. σ^+-Konstanten) vor. Es stehen umfangreiche Zusammenfassungen von Hammett-Konstanten zur Verfügung.

ϱ ist die *Reaktionskonstante*. Sie ist ein Maß für die Empfindlichkeit der Reaktion gegenüber Substituenteneinflüssen. Erhöht sich die Reaktionsgeschwindigkeit mit positiver werdendem Reaktionszentrum, so ist auch ϱ positiv, vergrößert sie sich mit negativer werdendem Reaktionszentrum, so besitzt ϱ einen negativen Wert.

Die Hammett-Gleichung ist ein Spezialfall sogenannter *Linearer-Freier-Enthalpie-Beziehungen*, d. h., den beim Vergleich von Geschwindigkeits- oder Gleichgewichtskonstanten in Reihen ähnlicher Verbindungen gewonnenen linearen Beziehungen liegen lineare Zusammenhänge zwischen den Änderungen der Freien Enthalpie bzw. der Freien Aktivierungsenthalpie zugrunde. Die Gln. (3.2) und (3.4) machen die logarithmische Form der Gln. (4.3)—(4.5) verständlich.

Ein Nachteil von Substituentenkonstanten gegenüber quantenchemischen Parametern zur Charakterisierung elektronischer Einflüsse besteht darin, daß sie an den jeweiligen Strukturtyp, im Falle der HAMMETT-Konstanten an das Vorliegen aromatischer Systeme, gebunden sind. Die unbestrittenen Erfolge des Konzepts der HAMMETTschen σ-Konstanten haben es nicht an Versuchen fehlen lassen, seinen Anwendungsbereich auszudehnen. Als Beispiel sei hier nur ohne nähere Erläuterung auf die von TAFT eingeführten σ^*-Konstanten zur Beschreibung der elektronischen Einflüsse, die von aliphatisch gebundenen Substituenten ausgehen, hingewiesen, deren Bestimmung selbstverständlich ein anderes Bezugssystem zugrunde liegt.

Es soll noch erwähnt werden, daß die Charakterisierung elektronischer Eigenschaften auch mit Hilfe bestimmter physikalischer oder chemischer Eigenschaften der Moleküle erfolgen kann. Geeignet dazu sind z. B. ihre Aziditäts- bzw. Basizitätskonstanten oder ihre Dipolmomente.

4. *Parameter zur Beschreibung sterischer Eigenschaften*

Für die optimale Wechselwirkung des Pharmakons mit einem Rezeptormolekül ist nicht nur die Anwesenheit bestimmter essentieller Strukturelemente, sondern auch ihre dem Rezeptorareal komplementäre dreidimensionale Anordnung Voraussetzung. Sterische Gesichtspunkte müssen daher bei der Aufstellung von Struktur-Wirkungs-Beziehungen unbedingt in die Betrachtungen einbezogen werden. Wichtige sterische Faktoren sind z. B. der *Raumbedarf* des gesamten Moleküls oder einiger seiner Strukturelemente, die *Zugänglichkeit* bestimmter Gruppen sowie die *Abstände* verschiedener Atome oder Atomgruppen des Pharmakons voneinander.

Die Abstandsproblematik findet ihren Ausdruck in einer Reihe wichtiger konstitutioneller und konfigurativer Erscheinungen wie der *Stellungsisomerie* (z. B. o-, m-, p-Stellung u. a.), der *π-Diastereomerie* (*geometrische Isomerie*, *cis-trans-* bzw. *Z, E-Isomerie*) und der *σ-Diastereomerie*. Außerdem gehören alle konformativen Aspekte in diesen Problemkreis.

Schließlich muß als vierter wichtiger sterischer Faktor die konfigurative Erscheinung der *Enantiomerie* hervorgehoben werden. In enantiomeren Stereoisomerenpaaren sind die sich entsprechenden Abstände von Atomen gleich.

Ein Beispiel für die Parametrisierung sterischer Einflüsse stellt die wiederum von TAFT eingeführte *Substituentenkonstante* E_s dar.

Standardsystem zu ihrer Bestimmung ist die Verseifungsreaktion alipathischer Carbonsäureester des Typs

$$X{-}COOR \xrightleftharpoons{H^+/H_2O} X{-}COOH + ROH, \quad (4.6)$$

wobei der entsprechende Ester der Essigsäure den Bezugspunkt darstellt. Man geht davon aus, daß die Beeinflussung der Verseifungsgeschwindigkeit durch die Substituenten X dominierend sterischer Natur ist, d. h. im wesentlichen von deren Raumbedarf abhängt, der sich auf die Zugänglichkeit des Reaktionszentrums auswirkt.

Es ist möglich, den Raumbedarf von Atomen oder Atomgruppen mit Hilfe ihrer van der WAALS-Radien auszudrücken. Dementsprechend existieren Zusammenhänge zwischen E_s-Werten und van der WAALS-Radien. Ein leicht zugänglicher Parameter der zum Molvolumen eines Moleküls in Beziehung steht, ist die *Molrefraktion*, die häufig zur Charakterisierung der Molekülgröße oder über Inkrementsysteme zur Beschreibung der Größe von Substituenten und den sich daraus ergebenden Konsequenzen für die Pharmakon-Rezeptor-Reaktion herangezogen wird. Aussagen über die Zugänglichkeit bestimmter Atome oder Atomgruppen eines Moleküls (z. B. Reaktionszentren) sind durch Berechnung der ihnen bei vorgegebener Anordnung des Moleküls zur Verfügung stehenden Kontaktoberfläche möglich.

Die Atome des Moleküls werden durch Kugeln mit dem entsprechenden van der WAALS-Radius dargestellt, dann wird die Oberfläche der sich nicht durchdringenden Kugelfragmente berechnet.

Abstände wichtiger Strukturelemente können aus Untersuchungen der Molekülstruktur mit Hilfe verschiedenster experimenteller Methoden gewonnen werden, wobei die Röntgenstrukturanalyse trotz gewisser Einschränkungen bez. des Aussagewertes der für den kristallinen Zustand geltenden Daten besonders wichtig ist. Angaben zur Molekülgeometrie werden aber auch mehr und mehr durch quantenchemische Berechnungen der Molekülstruktur zugänglich. Hier besteht allerdings ein Nachteil darin, daß die ermittelten Parameter sich auf den Gaszustand beziehen. Bei der Ausarbeitung theoretischer Ansätze zur Beschreibung von Lösungsmitteleinflüssen sind jedoch beachtliche Fortschritte zu verzeichnen. In einfachen Fällen kann auch die Betrachtung von Molekülmodellen hilfreich sein.

Besonders schwierig ist die konkrete Einschätzung konformativer Gesichtspunkte hinsichtlich der Flexibilität der Moleküle und damit auch der Dynamik der Pharmakon-Rezeptor-Reaktion. Grundsätzlich ist die Bedeutung der Konformationsproblematik bereits diskutiert worden (vgl. S. 43). Hinweise auf die Rolle von Konformationsprozessen lassen sich z. B. durch die Untersuchung der Eigenschaften von Molekülen mit mehr oder weniger starrer Struktur gewinnen.

Bei der Aufstellung von Struktur-Wirkungs-Beziehungen können zur Beschreibung konformativer Gesichtspunkte z. B. die Energieunterschiede zwischen Konformeren, vor allem aber Rotationsbarrieren herangezogen werden. Die Betrachtung des biologischen Effektes in Relation zur Art der Veränderung bestimmter Rotationsbarrieren (Erhöhung oder Erniedrigung) läßt u. U. Schlußfolgerungen auf die Rolle von Gleichgewichts- oder Nichtgleichgewichtskonformationen bei der Ausbildung des Pharmakon-Rezeptor-Komplexes zu. In zahlreichen Fällen kann man sich eine vollständige Übersicht über die energetischen Verhältnisse bei Konformationsänderungen mit Hilfe quantenchemischer Methoden in Form von Potentialkurven oder (bei mehreren Torsionsfreiheitsgraden) Potentialflächen verschaffen. Der Vergleich der Potentialkurven oder -flächen von verschiedenen Pharmaka in Relation zu den biologischen Aktivitäten sollte zu einem besseren Verständnis der Rolle konformativer Aspekte und der Flexibilität der Moleküle insgesamt bei der Aufstellung von Struktur-Wirkungs-Beziehungen führen.

Wenn man die verschiedenen Parameter in den einzelnen Gruppen betrachtet, so kann man zwischen *globalen* und *regionalen* Strukturparametern unterscheiden. *Globalparameter* stehen für ein Merkmal oder eine Eigenschaft des Gesamtmoleküls.

Es ist bereits erwähnt worden, daß strukturell völlig voneinander abweichende Moleküle in bestimmten Moleküleigenschaften übereinstimmen können, was seinen Ausdruck in gleichen oder ähnlichen Werten der entsprechenden Globalparameter findet. Korrelationen biologischer Effekte mit Globalparametern spiegeln daher vorwiegend ein *strukturunspezifisches* Verhalten derartiger Pharmaka wider (*unspezifisch wirkende* Pharmaka). Ein bekanntes Beispiel stellt der seit langer Zeit bekannte Zusammenhang der narkotischen Wirkung von Inhalationsnarkotika mit dem Verteilungskoeffizienten der Verbindungen als Maß für die Löslichkeit oder ihrer Molrefraktion dar.

Regionalparameter charakterisieren demgegenüber nicht das Gesamtmolekül, sondern ausgewählte Atome oder Atomgruppen, Substituenten, unterschiedliche Positionen usw. Typische Beispiele sind die verschiedenen Substituentenkonstanten, Elektronendichten, der Raumbedarf eines Substituenten im Gegensatz zum Raumbedarf des gesamten Moleküls, die Anwesenheit bestimmter Gruppen an bestimmten Positionen usw. Derartige Parameter sind daher besonders zur Beschreibung der Effekte *spezifisch wirkender* Pharmaka geeignet, bei der man von der Notwendigkeit einer elektronischen und sterischen Komplementarität zum Rezeptor im dynamischen Sinne ausgehen muß.

Die Gegenüberstellung biologischer Aktivitätsparameter und der hier (bei weitem nicht vollständig) vorgestellten Strukturparameter bildet unabhängig von der Art und Weise, in der das im konkreten Fall geschieht, sowohl die Grundlage einer qualitativen als auch quantitativen Struktur-Wirkungs-Analyse. Die im folgenden Abschnitt angegebenen Beispiele dokumentieren das. Sie deuten auf die vielfältigen Möglichkeiten hin, die es diesbezüglich gibt und von denen im jeweiligen Fall der Umfang der Aussagen abhängt.

4.2. Qualitative Struktur-Wirkungs-Beziehungen

Die Aufstellung qualitativer Struktur-Wirkungs-Beziehungen bildet bis heute die wesentliche Grundlage der Wirkstoffentwicklung. Qualitative SWB haben überwiegend empirischen Charakter. Ausgangspunkt ist in vielen Fällen die Suche nach Zusammenhängen zwischen der Anwesenheit und der Anordnung bestimmter Strukturelemente von bekannten Wirkstoffen (*Leitsubstanzen*) und dem Auftreten einer bestimmten Wirkungsqualität.

Bei diesen Leitsubstanzen kann es sich um die natürlichen Liganden (Hormone, Neurotransmitter, Enzymsubstrate) oder um Verbindungen synthetischer oder natürlicher Herkunft handeln, deren Wirkung „zufällig" aufgefunden wurde. Dazu zählen sowohl die durch pharmakologisches screening erhaltenen Wirkstoffe als auch die bereits lange in der Volksmedizin, zumeist als Bestandteile von Drogen, bekannten Naturstoffe. Dabei ist es zunächst unerheblich, ob die Leitsubstanz auch allen Anforderungen an ein therapeutisch einsetzbares Pharmakon entspricht. Das ist z. B. bei den Neurotransmittern auf Grund der enzymatischen und häufig auch chemischen Instabilität, der schlechten oralen Wirksamkeit und der unzureichenden Selektivität (Reaktion mit mehreren Rezeptor-Subtypen) nicht der Fall.

Auf der Basis solcher qualitativer SWB werden neue Strukturvorschläge gemacht. Die dementsprechend synthetisierten Verbindungen müssen dann auf ihre Wirkung überprüft werden.

Neben der zunächst getroffenen Klassifizierung bez. der Wirkungsqualität im Sinne unwirksam oder wirksam ist auch nach mehr oder weniger willkürlichen Gesichtspunkten eine Klassifizierung nach der Wirkungsstärke bei gegebener Wirkungsqualität, z. B. im Sinne stark, mittelmäßig und schwach wirksam, sowie nach weiteren Merkmalen (z. B. Nebenwirkungen) möglich.

Das erste Ziel einer qualitativen Analyse von Struktur-Wirkungs-Beziehungen besteht im Auffinden der für die Auslösung der biologischen Wirkung unbedingt erforderlichen (*essentiellen*) Strukturelemente, von denen im wesentlichen die Wechselwirkungskräfte zwischen Pharmakon und Rezeptor mit der Erkennungsphase beginnend ausgehen. Die essentiellen Strukturelemente eines Pharmakons in ihrer spezifischen räumlichen Anordnung bezeichnet man als *Pharmakophor*. Zuweilen unterscheidet man noch zwischen *haptophoren* Gruppen, die an der Rezeptorbindung beteiligt sind, und *actophoren* Gruppen, die den Rezeptor aktivieren und die Effektuierung einleiten.

Informationen über die pharmakophoren Gruppen werden im allgemeinen im Zusammenhang mit der Optimierung der Wirkung durch mehr oder weniger systematische Variation der chemischen Struktur der erwähnten Leitsubstanzen erhalten[1]). Zu solchen chemischen Variationen gehören z. B. der Positionswechsel, der Austausch oder die zusätzliche Einführung von Substituenten, die Erweiterung, Verengung oder der Austausch von Ringsystemen oder die Veränderung des Abstandes zwischen bestimmten Strukturelementen, z. B. durch Verkürzung oder Verlängerung verbindender Alkylketten.

Von allgemeiner Bedeutung ist der Austausch *isosterer* oder *bioisosterer* Gruppen. Unter isosteren Verbindungen verstand Langmuir (1919) Moleküle mit gleicher Anzahl von Atomen und Valenzelektronen. Der von Friedman eingeführte Begriff *Bioisosterie*, heute vielfach als nicht-klassische Isosterie bezeichnet, umschreibt recht allgemein Gruppen oder Moleküle mit chemischer oder physikalischer Verwandtschaft, die ähnliche oder antagonistische biologische Eigenschaften aufweisen, also in Wirkstoffen austauschbar sind (Tab. 5).

---

[1]) Auf die Bedeutung, die solche Untersuchungen zur Ermittlung pharmakophorer Gruppen basierend auf der Komplementaritätshypothese von Pharmakon und Rezeptor für die topographische Charakterisierung von Rezeptorarealen haben, war bereits eingegangen worden (vgl. 2.3.).

Tabelle 5
Auswahl isosterer Gruppen

klassische Isostere	nicht-klassische Isostere
einwertig:	
F SH NH_2 Me Cl	$-CO-SO_2-$
OH PH_2	$-COOH/-SO_3H$
I Bu^t	$-SO_2NH_2/-PO(OH)NH_2$
Br Pr^i	$-H/-F$
zweiwertig:	
O S Se CH_2 NH	$-OH/NH_2$
dreiwertig:	
$-N=$ $-P=$ $-CH=$, im Ring	$=CS/=C=NCN$
Pyridin/Benzen	$-COOH$/Tetrazolyl
im Ring:	
$-CH=CH-/-S-$, z. B. Benzen/ Thiophen	

Einige Beispiele für Pharmaka, die durch Austausch isosterer Gruppen erhalten wurden, seien angeführt:

Austausch $-NMe_2$ durch $-CHMe_2$: Aminophenazon/Propyphenazon (Analgetika),

Austausch $-CH_3$ durch $-NH_2$: Acetylcholin/Carbachol (Parasymphatikomimetika),

Austausch -H oder $-CH_3$ durch Halogene: zytostatisch wirkende Uracil- bzw. Thymin-Antimetabolite (S. 172),

Austausch $-CH_2-$ durch -S-: Burimamid/Metiamid (H_2-Antihistaminika),

Austausch $=CS$ durch $=C=NCN$: Metiamid/Cimetidin (H_2-Antihistaminika).

Durch die mehr oder weniger systematische Strukturvariation gelingt es in vielen Fällen, die pharmakophoren Gruppen des Moleküls zu erkennen. So konnte bei den antibakteriell wirkenden Sulfonamiden festgestellt werden, daß eine p-ständige primäre Aminogruppe essentiell ist (o- oder m-Amino-, p-Dimethylamino- oder p-Methylverbindung sind unwirksam), die Strukturelemente B und C durch entsprechende bioisostere Gruppen, allerdings ohne Wirkungsverbesserung, austauschbar sind und für eine Optimierung von Wirkungsqualität (Berücksichtigung auch der Pharmakokinetik) und -stärke Veränderungen im Strukturelement D vorgenommen werden können.

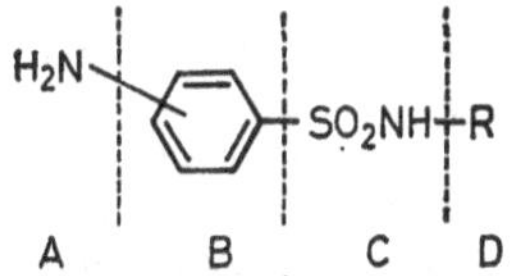

1

Die Ermittlung des Pharmakophors bei Peptidwirkstoffen ist wesentlich komplizierter. Sie erfolgt durch Austausch der Aminosäuren und Untersuchung der biologischen Wirkung der in ihrer Sequenz veränderten Peptide. Auf diese Weise erhält man Informationen über variierbare und nicht-variierbare Aminosäuren. Beim Insulin (bestehend aus A- und B-Kette) bilden die nicht-variierbaren Aminosäuren ein geschlossenes Areal, das aus den Aminosäuren

A1 (Gly), A5 (Glu), A16 (Tyr), A21 (Asp) sowie

B24 (Phe), B25 (Phe), B26 (Tyr), B12 (Val), B16 (Tyr)

besteht und den Pharmakophor darstellt (Abb. 20). Beim Insulin handelt es sich jedoch um ein durch Disulfid- und Wasserstoffbrücken sowie ionische Wechselwirkungen weitgehend starres Peptid, während die meisten biologisch aktiven Peptide wesentlich flexibler sind. Bei den analgetisch wirksamen Endorphinen konnte ein Pharmakophor durch Vergleich mit Morphin und anderen Xenobiotika postuliert werden (S. 153, Abb. 24). Im allgemeinen sind bei den Peptiden Voraussagen über die biologische Wirkung anhand der Primärstruktur jedoch noch nicht möglich.

Bei multipotenten Pharmaka, Verbindungen, die mit mehr als einem Rezeptortyp reagieren (je nach Stärke sind mehrere Hauptwirkungen oder Haupt- und Nebenwirkung zu unterscheiden), kann die Abwandlung

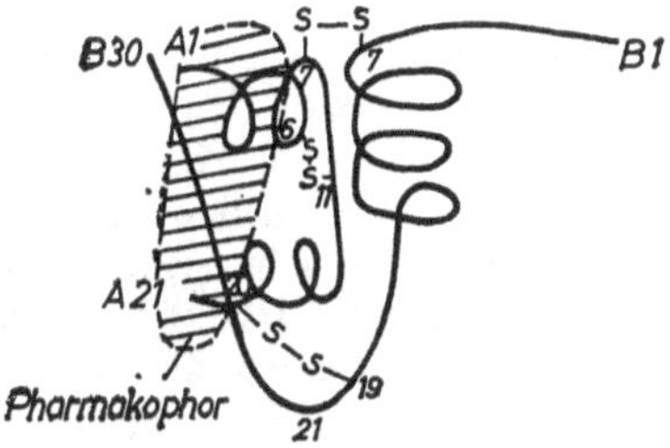

Abb. 20. Anordnung der für die Wirkung essentiellen Aminosäuren der A- und B-Kette des Insulins (Schematische Darstellung nach: KAHN, C. R., T. BLUNDELL und G. DODSON, Trends Biochem. Sci. 4 (1979) N 263)

der chemischen Struktur die Selektivität erhöhen. So gelang es, ausgehend von Sulfonamiden mit antidiabetischer (Glyprothiazol) oder diuretischer (Sulfanilamid) Nebenwirkung neue Leitsubstanzen zu entwickeln, die als Antidiabetika (Carbutamid, Tolbutamid), Carboanhydrase-Hemmer (Azetazolamid) und später Saluretika (Hydrochlorothiazid) eingeführt wurden. Die jetzt unerwünschte antibakterielle Wirkung wurde durch Austausch der primären Aminogruppe durch eine Methyl- (Tolbutamid) oder Acetylaminogruppe (Azetazolamid) beseitigt.

Ausgesprochen multipotente Wirkstoffe stellen die basisch substituierten Phenothiazine dar, die unspezifisch mit Membrankomponenten in Wechselwirkung treten (lokalanaesthetische Wirkung, antihämolytischer Effekt durch „Membranverfestigung"), aber auch als Antagonisten am Acetylcholin-, H_1-Histamin- und α-Adreno-Rezeptor wirken. Phenothiazine mit zwei C-Atomen zwischen dem basischen N-Atom der Seitenkette und dem N-Atom des Heterocyclus wirken als H_1-Antihistaminika. Die beobachtete sedative Nebenwirkung führte zur Entwicklung der Neuroleptika vom Typ des Chlorpromazins mit drei C-Atomen zwischen beiden N-Atomen. Weitere Strukturänderungen ergaben Phenothiazine mit vorwiegend antiemetischer, spasmolytischer und Antiparkinson-Wirkung. Chlorpromazin diente wiederum als neue Leitsubstanz für die Entwicklung von Neuroleptika, wobei die basische Seitenkette, die Substituenten am Phenothiazinring sowie das tricyclische Ringsystem variiert wurden.

Weitere Beispiele für eine Erhöhung der Selektivität durch Strukturvariation bieten die Agonisten und Antagonisten der Hormon- und Neurotransmitter-Rezeptoren (vgl. 6.2.).

Die Ermittlung der pharmakophoren Gruppen vieler biologisch aktiver Verbindungen hat zu der (vielleicht etwas überraschenden) Erkenntnis geführt, daß der Pharmakophor in einer erstaunlich großen Zahl von Fällen nur von wenigen essentiellen Atomen oder Atomgruppen gebildet wird. Schon die Anwesenheit von drei charakteristischen Strukturelementen, die sich in ihren Wechselwirkungseigenschaften unterscheiden, z. B. die polare Gruppe, hydrophobe Gruppe und H-Brücken bildende Gruppe, reicht häufig zur Erklärung der großen Selektivität und Affinität aus (*Drei-Liganden-Konzept* nach ARIENS). Hinsichtlich der restlichen Strukturelemente ist daher u. U. eine sehr große Variabilität möglich, so daß „auf den ersten Blick" strukturell nicht verwandte Moleküle auch als spezifisch wirkende Pharmaka gleiche Effekte hervorrufen können (z. B. Morphin und Endorphine, Abb. 24). Speziell die Erkennung des Pharmakophors von biologisch aktiven Peptiden oder Polypeptiden könnte daher in der Zukunft zu einer wichtigen Quelle äquivalenter neuer Wirkstoffe ohne Peptidstuktur (Peptidomimetika) werden.

Allerdings ist es möglich, daß chemische Veränderungen außerhalb der pharmakophoren Gruppen entscheidend andere Pharmakoneigenschaften, wie z. B. das pharmakokinetische Verhalten des Wirkstoffs, und damit seinen Wert als Arzneistoff beeinflussen. So ist eine zentrale Wirkung von der Überwindung der Blut/Hirn-Schranke abhängig. Die Permeation dieser Lipidbarriere setzt aber eine bestimmte Lipophilie des Wirkstoffes voraus. Die Quaternisierung eines basischen N-Atoms vermindert also zentrale Wirkungen (bewußt vorgenommen z. B. bei quaternisierten Atropin- und Scopolamin-Derivaten). Durch Bindung lipophiler Säuren kann eine Depotwirkung erreicht werden (z. B. Nandrolondecanoat, Testosteronönanthat).

Zahlreiche Beispiele ließen sich anführen für chemische Veränderungen des Wirkstoffmoleküls, die zu einer Verzögerung des metabolischen Abbaus und damit zu einer Verlängerung der Wirkung führen. Ziel ist hier die Blockierung oder der Austausch metabolisierbarer Gruppen (Tab. 6).

Die Bedeutung weitreichender elektrostatischer Wechselwirkungskräfte für die Pharmakon-Rezeptor-Reaktion, wahrschein-

Tabelle 6

Beispiele für Verzögerungen der Biotransformation durch Molekülvariation

metabolisierbare Gruppe	Verzögerung der Biotransformation durch	Beispiel
$-CH_3 \rightarrow -COOH$	Austausch durch $-Cl$	Tolbutamid/ Chlorpropamid
$Ar-H \rightarrow Ar-OH$	Austausch durch Ar-Halogen	sog. obstruktive Halogenierung, u. a. bei Psychopharmaka
$>CHOH \rightarrow >C{=}O$	Einführung von α-Alkylresten	17α-Methyl-, 17α-Ethinylsteroide
$-COOR$: Hydrolyse	Einführung von α-Alkylresten	Acetylcholin/ Methacholiniumchlorid
	Austausch durch $-CONH-$	Procain/Procainamid
CH_3COOR: Hydrolyse	Austausch durch H_2NCOOR	Acetylcholin/ Carbachol

lich im besonderen Maße für die Erkennung des Pharmakons durch den Rezeptor, kommt in der Anwesenheit einer Reihe polarer Strukturelemente in sehr vielen Pharmakonmolekülen zum Ausdruck. Weitverbreitet sind:

Carboxylgruppen bzw. Tetrazolylreste (bei Antiphlogistika, Antiallergika, Thrombozytenaggregationshemmern),

vorwiegend Aminogruppen (bei einer Vielzahl von Pharmaka der verschiedensten Wirkungsrichtungen, wie z. B. Wirkstoffe, die an Nucleinsäuren oder Neurotransmitter-Rezeptoren angreifen),

quaternäre Ammoniumreste (bei Wirkstoffen, die mit Acetylcholin-Rezeptoren reagieren, wie z. B. Parasympathikomimetika, Muskelrelaxantien, Ganglienblocker oder Acetylcholinesterasehemmer),

Amidgruppen, von denen Wasserstoffbrücken ausgehen können (bei zahlreichen zentral wirksamen Pharmaka, wie z. B. Antiepileptika, Hypnotika).

Im Unterschied zu den polaren Gruppen gehen hydrophobe Reste, insbesondere Aryl- und Alkylreste, Wechselwirkungen wesentlich geringerer Reichweite ein. Apolare Strukturelemente

Tabelle 7

Beispiele für Pharmaka mit 2 Phenylresten

chem. Gruppe	Wirkstoffgruppe	Beispiel
Diphenylmethan	Analgetika	Methadon
	Antihistaminika	Diphenhydramin, Pheniramin, Phenindamin
	Spasmolytika	Adiphenin, Denaverin, Piperidolat
	Koronarpharmaka	Prenylamin
	Tranquilizer	Benactyzin, Hydroxyzin
	Antiparkinsonmittel	Diphenhydramin
Diphenylhydantoin	Antiepileptika	Phenytoin
N-Aryl-Anthranilsäure-Derivate	Antiphlogistika	Mefenamsäure
Dibenzoazepin	Antiepileptika	Carbamazepin
Dibenzodihydroazepine	Thymoleptika	Imipramin
Dibenzodiazepine	Neuroleptika	Clozapin
Benzodiazepine	Tranquilizer	Chlordiazepoxid
Thioxanthene	Neuroleptika	Chlorprothixen
Phenothiazine	Antihistaminika	Prothanon
	Neuroleptika	Promazin, Chlorpromazin

wirken daher bevorzugt als haptophore Gruppen. Weit verbreitet ist die Anwesenheit von zwei Phenylresten oder ihrer bioisosteren Analoga in Pharmaka. Tab. 7 liefert dafür einige Beispiele. Ariens machte darauf aufmerksam, daß es sich bei diesen Pharmaka um Wirkstoffe handelt, die mit membrangebundenen Rezeptoren reagieren, während Wirkstoffe, die nicht-membranfixierte Proteine als Wechselwirkungspartner besitzen (Enzyminhibitoren), dieses Strukturelement nicht aufweisen. Derartig große hydrophobe Bindungsregionen an einem Protein sind kaum vorstellbar, so daß Fixierungen an Phospholipidmolekülen diskutiert werden müssen.

Die Einführung hydrophober Gruppen kann sich in unterschiedlicher Weise auswirken. In der Reihe der Cholinester 2 konnte gezeigt werden, daß hydrophobe Reste die Affinität zum Rezeptor wesentlich ansteigen lassen (in dem von Ariens untersuchten Beispiel um den Faktor 1000 bis 10000), die intrinsic activity dagegen drastisch absinkt. Dadurch wirken die hydrophoberen Derivate (z. B.

$$R-\underset{\underset{O}{\|}}{C}-O-CH_2-CH_2-\overset{\oplus}{N}(CH_3)_3 \qquad 2$$

$R{=}Ph_2C(OH)$-) dann als kompetitive Antagonisten, die häufig auf Grund ihrer besonders hohen Affinität anstelle der Agonisten zur Charakterisierung der Rezeptoren herangezogen werden. Die starke Bindung dieser hydrophoberen Derivate wird mit der zusätzlichen Besetzung von *Nebenbindungsstellen* (*accessory binding sites*) am Rezeptor auf Grund hydrophober Wechselwirkungen erklärt. Die Besetzung solcher Nebenbindungsstellen verhindert

Tabelle 8

Pharmaka der allgemeinen Struktur $X-CH(OH)-CH_2-NHR$ mit Selektivität gegenüber adrenergen Rezeptoren

Pharmakon	R	X	Wirkung
Epinephrin	CH_3	3,4–OH–Ph	Agonist: α, β
Isoprenalin	$CH(CH_3)_2$	3,4–OH–Ph	Agonist: $\beta > \alpha$
Terbutalin	$C(CH_3)_3$	3,5–OH–Ph	part. Agonist: $\beta_2 > \beta_1$
Fenoterol	$CH(CH_3)CH_2PhpOH$	3,5–OH–Ph	part. Agonist: $\beta_2 > \beta_1$
Propranolol	$CH(CH_3)_2$	α-Naphthyl-OCH_2-	Antagonist: β

offensichtlich den Übergang des Rezeptors in die aktivierte Form, so daß die Wirkaktivität ausbleibt.

In der Reihe der Phenylethylamine führt die Einführung hydrophober Reste zu einer verstärkten Selektivität gegenüber den Rezeptor-Subtypen (Tab. 8).

Abschließend soll noch der Einfluß einiger der erwähnten sterischen Faktoren anhand von Beispielen verdeutlicht werden. Wie die Wirkung vom Raumbedarf bestimmter Substituenten abhängen kann, läßt sich an in 5-Stellung substituierten Uracil-Derivaten zeigen. Derartige Strukturvariationen wurden im Zusammenhang mit der Suche nach zytostatisch wirkenden Nucleosid-Antimetaboliten vorgenommen.

Normalerweise wird im Organismus Uracil in Form von Uracil-desoxyribosidmonophosphat durch das Enzym Thymidylat-Synthetase in 5-Stellung zu Thymin-desoxyribosidmonophosphat methyliert, das dann in die DNS inkorporiert wird. 5-Fluoruracil wirkt als Uracilanalogon, indem es als Desoxyribosidmonophosphat die Thymidylat-Synthetase hemmt, während 5-Brom- und 5-Ioduracil als Thyminanaloga in die Nucleinsäuren inkorporiert werden, was Funktionsstörungen zur Folge hat (vgl. 6.4.). Die Betrachtung der van der WAALS-Radien in Tab. 9 verdeutlicht die Zusammenhänge.

Auf die schwierige Problematik der konformativen Flexibilität der Pharmaka sowohl intramolekular als auch intermolekular bei der Ausbildung des Pharmakon-Rezeptor-Komplexes war bereits hingewiesen worden. Immerhin kann an eine früher bereits getroffene Aussage (vgl. S. 43) angeknüpft werden, wonach die energetisch stabilsten Konformationen auf Grund ihrer statistischen Bevorzugung zumindest bei der Ausbildung des Erkennungskomplexes zwischen Pharmakon und Rezeptor bevorzugt sind, ehe die weitere Annäherung der Partner zu mehr oder weniger großen Störungen der Geometrie führt.

Tabelle 9

van der WAALS-Radien ausgewählter Atome in nm

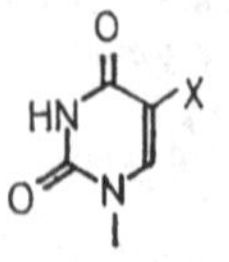

X	Radius
H	0,120
F	0,135
Cl	0,181
Br	0,195
CH_3	0,200
I	0,216

Das ist auch der Inhalt der auf KIER zurückgehenden *Remote recognition of preferred conformation-Hypothese.* Der Abstand der Partner, bei dem Veränderungen der Konformation in Erscheinung treten, wird als *Störpunkt* bezeichnet.

Das Vorliegen mehrerer energetisch eng zusammenliegender Konformerer erschwert einerseits die Aufklärung von Struktur-Wirkungs-Beziehungen, andererseits bietet es eine Möglichkeit zur Erklärung der Reaktion eines Pharmakons mit mehreren Rezeptor-Subtypen. Allgemeiner kann man sagen, daß konformativ flexible Moleküle eher in der Lage sind, den sterischen Anforderungen mehrerer Rezeptor-Subtypen zu entsprechen. Demgegenüber sollten starre Moleküle mit einer optimalen Anpassung an einen Rezeptor-Subtyp eine höhere Selektivität der Wirkung gegenüber flexiblen Molekülen aufweisen.

Konformativ sehr flexible Wirkstoffe sind z. B. die Neurotransmitter Acetylcholin und Dopamin. In der Abb. 21 sind ihre bevorzugten Konformationen dargestellt worden. Im Falle des Acetylcholins wurde die Vermutung ausgesprochen, daß die syn-clinale (gauche) Konformation für die nicotinartige und die anti-periplanare Konformation für die muscarinartige Aktivität verantwortlich ist.

Als Beispiel dafür, wie man Informationen über die biologisch

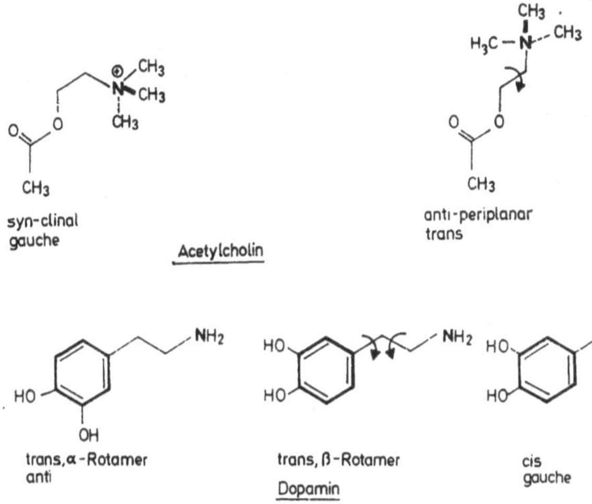

Abb. 21. Bevorzugte Konformere der Neurotransmitter Acetylcholin und Dopamin

aktive Konformation durch die Untersuchung starrer (rigider), d. h. in einer bestimmten Konformation fixierter Derivate, gewinnen kann, seien Ergebnisse der Testung von Dopamin-Analoga mit fixierter Konformation der Seitenkette angeführt:

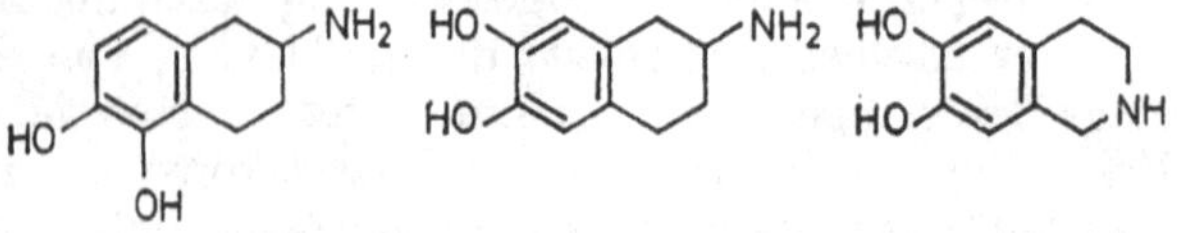

3 4 5

rigide Dopamin-Derivate.

Am wirksamsten waren Dopamin und die Verbindung **4**, das Tetrahydroisochinolin-Derivat **5** war nur ein schwacher Dopamin-Agonist. Daraus wird geschlossen, daß für die meisten peripheren und zentralen Dopamin-Rezeptoren das β-anti-Konformere die biologisch aktive Form des Dopamins ist.

Die spezifische Wechselwirkung eines Wirkstoffes mit einem Rezeptormolekül, das von seiner chemischen Struktur her ein chirales Biopolymer darstellt, läßt stereoselektive Wirkungen der Wirkstoffe erwarten. Pfeiffer konnte zeigen, daß die Differenz in der Wirkung optischer Isomerer um so größer ist, je niedriger die pharmakologisch aktive Dosis ist. Im allgemeinen läßt sich sagen, daß Verbindungen mit hoher Spezifität der Wirkung meist in geringen Dosen wirken und große Differenzen in der Wirkung von Stereoisomeren zeigen. Ariens führte für den aktiveren Teil eines Isomerenpaares die Bezeichnung *Eutomer*, für den weniger

Tabelle 10

Eudismisches Verhältnis einiger Noradrenalin-Homologa[a])

Verbindung	Enantiomer	bronchodilatorische Aktivität an der Meerschweinchenlunge	eudism. Verhältnis
Noradrenalin	−	1	70
	+	0,014	
Adrenalin	−	58	45
	+	1,3	
Isopropylnor-adrenalin	−	270	800
	+	0,33	

[a]) nach Luduena, F. P., L. v. Euler, B. F. Tullar und A. M. Lands, Arch. int. Pharmacodyn. 111 (1957) 392

aktiven Teil die Bezeichnung *Distomer* ein und spricht bei homologen Reihen von *eutomeren* bzw. *distomeren* Serien.

Für ein gegebenes Paar wird das Verhältnis der Potenz (Aktivität, Affinität ...) als *eudismisches Verhältnis* (*eudismic ratio*), dessen Logarithmus als *eudismischer Index* (E. I.), in Analogie zu dem von anderen Autoren benutzten *stereoselektiven Index*, angegeben. Tab. 10 zeigt die eudismischen Verhältnisse einiger enantiomerer Noradrenalin-Homologa.

Um die unterschiedliche Wirkung von Enantiomeren (*Enantioselektivität*), bei denen ja gleiche Abstände zwischen den sich entsprechenden Atomen oder Atomgruppen vorliegen, erklären zu können, muß man von der Existenz eines stereoselektiven Rezeptors mit mindestens drei Bindungsstellen A, B und C ausgehen, was in der folgenden Weise veranschaulicht werden kann:

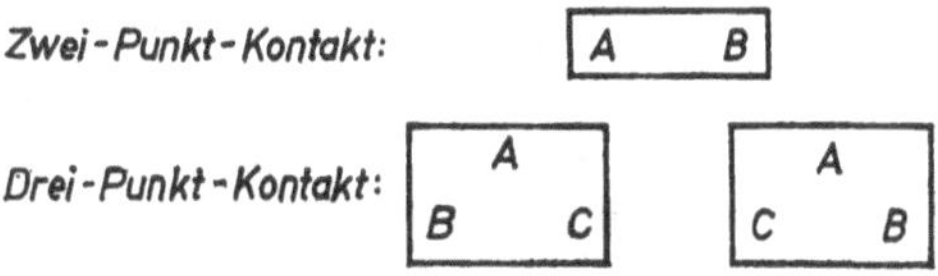

Aus einer Reihe von Ergebnissen läßt sich folgern, daß der Begriff des Pharmakophors nicht zu eng gesehen werden sollte, wenn auch seine Charakterisierung durch die Angabe bestimmter Atome oder Atomgruppen und ihrer geometrischen Anordnung über die interatomaren Abstände (*topographischer* oder *geometrischer Pharmakophor*[1]), im allgemeinen einen günstigen Ausgangspunkt darstellt. Schon die Erscheinung der Bioisosterie weist jedoch darauf hin, daß es durchaus möglich ist, von den konkreten Atomtypen zu abstrahieren. Besonders dann, wenn elektrostatische Wechselwirkungen eine Rolle spielen, können z. B. anstelle der Atomtypen Ladungen oder Elektronendichten zur Beschreibung des Pharmakophors benutzt werden. Derartig konstruierte Pharmakophore bieten auch Ansatzpunkte für die quantitative Analyse von Struktur-Wirkungs-Beziehungen, ist doch z. B. auf ihrer Grundlage eine Berechnung der Wechselwirkungsenergien mit geeigneten Rezeptormodellen möglich (*Interaktionspharmakophor*), die für verschiedene Pharmaka miteinander verglichen werden können. Erschwerend wirkt sich

---

[1]) Im Unterschied zum weitaus weniger aussagekräftigen, im allgemeinen lediglich die Verknüpfung bestimmter Strukturelemente betrachtenden *topologischen* Pharmakophor.

allerdings auch hier der bereits im Zusammenhang mit der Betrachtung von Konformationsaspekten zum Ausdruck gebrachte *statische* Charakter der üblichen Pharmakophormodelle aus, der der Pharmakon-Rezeptor-Reaktion in keiner Weise gerecht wird.

4.3. Quantitative Struktur-Wirkungs-Beziehungen

Zur Ermittlung quantitativer Struktur-Wirkungs-Beziehungen muß die Gegenüberstellung der biologischen Aktivitätsparameter und der Strukturparameter in mathematischer Form erfolgen. Die größte Verbreitung haben bisher *Regressionsverfahren* gefunden, von denen im hier interessierenden Zusammenhang die HANSCH-*Analyse* am bekanntesten geworden ist.

Ausgangspunkt für die Ableitung[1]) der Grundgleichung der HANSCH-Analyse ist die Annahme, daß die zeitliche Änderung eines biologischen Effekts E, im allgemeinen ausgedrückt durch den biologischen Aktivitätsparameter Wirkungsstärke W, nach Verabreichung eines Pharmakons der Pharmakonkonzentration am Rezeptor c_P^R proportional ist. Wenn man eine ausreichend große (und damit konstante) Zahl von Rezeptoren voraussetzt, kann man die bimolekulare Bildung des Pharmakon-Rezeptor-Komplexes und die Effektuierung als Brutto-Reaktion 1. Ordnung mit der Geschwindigkeitskonstanten k auffassen, für die die Gleichung

$$\mathrm{d}E/\mathrm{d}t = k \cdot c_P^R \tag{4.7}$$

gilt. Die zumeist unbekannte Pharmakonkonzentration in der Umgebung des Rezeptors (effektive Konzentration) kann über einen Wahrscheinlichkeitsfaktor w, der die Wahrscheinlichkeit charakterisiert, mit der ein Pharmakonmolekül an die aktiven Stellen gelangt, im wesentlichen also Transportvorgänge beschreibt, zur extrazellulären Konzentration c_P, letztlich also zur Dosis des Wirkstoffes in Beziehung gesetzt werden:

$$c_P^R = w \cdot c_P. \tag{4.8}$$

Einsetzen von (4.8) in (4.7) führt zum Ausdruck

$$\mathrm{d}E/\mathrm{d}t = k \cdot w \cdot c_P. \tag{4.9}$$

---

[1]) vgl. hierzu auch FRANKE, R. in SCHELER, W., Grundlagen der Allgemeinen Pharmakologie, Gustav Fischer Verlag, Jena, 1980

Die Lösung dieser Differentialgleichung durch Trennung der Variablen und Integration lautet:

$$\Delta E = k \cdot w \cdot c_P \cdot t. \tag{4.10}$$

Die Differenz ΔE stellt die Änderung des Effektes dar, die zum Zeitpunkt t bezogen auf den Zeitpunkt $t = 0$, zu dem die Applikation des Pharmakons erfolgte, eingetreten ist.

Bei der Analyse der Struktur-Wirkungs-Beziehungen werden verschiedene Pharmaka miteinander verglichen. Es liegt daher auf der Hand, die Messungen zum gleichen Zeitpunkt t für alle Pharmaka vorzunehmen. Dafür gibt es auf der Grundlage von Gl. (4.10) zwei Möglichkeiten. Man kann für die Pharmaka gleiche Konzentrationen einsetzen und die Wirkungsstärke für alle zum gleichen Zeitpunkt bestimmen. Die Wirkungsstärke entspricht dann unmittelbar ΔE, und Gl. (4.10) wird wegen der Konstanz von c_P und t zu

$$\Delta E = W = k \cdot w \cdot \text{const}. \tag{4.11}$$

Bevorzugt wird jedoch die Bestimmung der Konzentrationen c_P, die zu einem bestimmten Zeitpunkt t einen Effekt bestimmter Größe ($\Delta E = \text{const}$) hervorrufen. Die Wirkungsstärke ist dann der Konzentration umgekehrt proportional. Es gilt

$$W = 1/c_P = k \cdot w \cdot \text{const}. \tag{4.12}$$

Die Gln. (4.11) und (4.12) können logarithmiert werden, so daß die Form

$$\log W = \log k + \log w + \text{const}. \tag{4.13}$$

entsteht.

Die Geschwindigkeitskonstante k hängt nach der EYRING-Gleichung (3.4) mit der Freien Aktivierungsenthalpie einer Reaktion zusammen. Diese stellt die Differenz der Freien Enthalpie des Übergangszustandes einer Reaktion, hier des Pharmakon-Rezeptor-Komplexes in seiner aktivierten Form, und der der Ausgangsstoffe, hier der verschiedenen Pharmaka sowie des für alle konstanten Rezeptors, dar. Geht man in erster Näherung davon aus, daß die intramolekularen Veränderungen bei der Annäherung von Pharmakon und Rezeptor vernachlässigt werden können, reduziert sich diese Differenz auf die intermolekularen Beiträge, d. h. auf die Wechselwirkungsbeiträge, die wegen der Konstanz des Rezeptors allein von der Pharmakonseite aus betrachtet und durch die bereits beschriebenen Strukturparameter für die hydrophoben, elektronischen und sterischen Eigenschaften charakterisiert werden können. Der Logarithmus der Geschwindigkeitskonstanten kann somit als Summe von Funktionen der hydrophoben, elektronischen und sterischen Strukturparameter p_h, p_e und p_s angesetzt werden:

$$\Delta G^* \sim \log k = f(p_h) + f(p_e) + f(p_s). \qquad (4.14)$$

Da log w in Gl. (4.13) ebenfalls von der Hydrophobizität abhängt, faßt man diese Größe mit der die hydrophobe Pharmakon-Rezeptor-Wechselwirkung beschreibenden zu einer Gesamtfunktion unter Beibehaltung des Symbols zusammen. Damit ist die Grundlage für die HANSCH-Analyse in Form der Beziehung

$$\log W = f(p_h) + f(p_e) + f(p_s) + \text{const} \qquad (4.15)$$

geschaffen.

Verfügt man über die Werte der Wirkungsstärke und geeignete Sätze von Molekülparametern, die im allgemeinen durch die vorgestellten Substituentenkonstanten gegeben sind, für eine ausreichende Zahl von zweckmäßig ausgewählten Pharmaka, so kann der Ansatz (4.15) in der z. B. wie folgt konkretisierten Form

$$\log W = \log (1/c) = a_1\pi^2 + a_2\pi + a_3\sigma + a_4E_s + a_5 \qquad (4.16)$$

mit Hilfe der Regressionsanalyse ausgewertet werden. Als Ergebnis erhält man die Koeffizienten a_n und damit eine Gleichung für den Zusammenhang zwischen der Wirkungsstärke und den Strukturparametern, die zur Berechnung der zu erwartenden Wirkungsstärke noch nicht getesteter Verbindungen benutzt werden kann. Auf der Grundlage der Ergebnisse können die wahrscheinlich geeignetsten Derivate ermittelt werden und zur Synthese empfohlen werden. Die statistische Sicherung der verschiedenen Beiträge von Gl. (4.16) kann im jeweiligen Fall Hinweise auf ihre Bedeutung für die Pharmakonwirkung und deren Veränderung geben und so zu einem Verständnis der Pharmakon-Rezeptor-Wechselwirkung, u. U. sogar zur Stützung eines vorgeschlagenen Wirkungsmechanismus beitragen. Gerade in dieser Hinsicht sollten die Aussagen der HANSCH-Analyse aufgrund der bereits erwähnten Mannigfaltigkeit der Vorgänge in der pharmakokinetischen und pharmakodynamischen Phase der Pharmakonwirkung, die dem Einfluß von Strukturveränderungen unterliegen, jedoch nicht überschätzt werden. Letztlich wird der Struktur-Aktivitäts-Zusammenhang im HANSCH-Modell *indirekt* über physikochemische Eigenschaften der Pharmakonmoleküle vermittelt.

Ebenfalls auf einer Regressionsanalyse basieren das KUBINYI-*Modell*, das eine Erweiterung des HANSCH-Ansatzes darstellt, wobei eine verfeinerte Betrachtung pharmakokinetischer Prozesse erfolgt, und das FREE-WILSON-*Modell*, bei dem anstelle von Substituentenkonstanten konstitutionelle, im allgemeinen An- oder Abwesenheit bestimmter Strukturelemente in den Pharmakonmolekülen charakterisierende Parameter verwendet werden.

Sehr oft kann bei der Untersuchung der Wirkungsstärke in Pharmakaserien lediglich eine Klasseneinteilung, z. B. wirksam/unwirksam oder sehr stark/stark/schwach/nicht wirksam, vorgenommen werden. Regressionsverfahren sind dann nicht mehr anwendbar. In solchen Fällen hat sich die *Diskriminanzanalyse* zur Klassifizierung von Molekülen bewährt.

Ein wesentlicher Nachteil der bisher genannten Methoden besteht darin, daß mit günstigen Ergebnissen nur innerhalb von Pharmakaserien zu rechnen ist, deren Mitglieder über eine sehr ähnliche Struktur verfügen. Im allgemeinen hat man es mit einem Grundkörper zu tun, der allen Verbindungen gemeinsam ist und dessen Substituenten variiert werden. Unterschiedliche Strukturserien gleicher Wirkungsqualität werden durch verschiedene Regressionsgleichungen beschrieben. Die jeweils gültige Wirkungsstärkeskala ist also nicht übertragbar. Dennoch kann ein Vergleich der konkreten Struktur-Aktivitäts-Beziehungen in derartigen Fällen für die Erkennung wesentlicher Strukturelemente von Nutzen sein. Die Möglichkeit der Voraussage aktiver Verbindungen mit Strukturen außerhalb des Gültigkeitsbereiches der jeweiligen Regressionsgleichung ist auszuschließen.

Als hilfreich für die besonders schwierige Aufklärung von Zusammenhängen zwischen Struktur und Wirkungsqualität haben sich Verfahren erwiesen, die man unter dem Begriff *Substrukturanalyse* zusammenfaßt. Dem gleichen Zweck können verschiedene *Bild-* und *Zeichenerkennungsverfahren* dienen.

Ähnlich den Verfahren der Substrukturanalyse fußt auch eine Reihe von Indices, von denen der durch KIER in die Struktur-Wirkungsanalyse eingeführte *molecular connectivity index* am bekanntesten geworden ist, auf der Topologie der Moleküle. Der Vorteil solcher Indizes besteht vor allem in ihrer leichten Berechenbarkeit und Allgemeingültigkeit. Offenbar ergeben sich zahlreiche physikalisch-chemische Eigenschaften sowie ihre Veränderungen bereits aus der Topologie bzw. aus Topologieunterschieden der Moleküle. Voraussetzungen bez. der Pharmakon-Rezeptor-Wechselwirkung oder des Wirkungsmechanismus generell sind nicht erforderlich, während z. B. im Hansch-Modell der jeweils gewählte Regressionsansatz bis zu einem gewissen Grade hypothetische Vorstellungen darüber enthält. Allerdings kann man kaum erwarten, daß ein Index, der lediglich die Topologie des Pharmakonmoleküls charakterisiert, dem komplexen Problem der Struktur-Wirkungs-Beziehungen vollkommen gerecht wird.

Bei allen Erfolgen der quantitativen Struktur-Wirkungs-Analyse sind größere Fortschritte erst mit der Verfeinerung unserer Kenntnisse über Pharmakophor und Rezeptor und ihre Wechselwirkungsmöglichkeiten unter Berücksichtigung dynamischer Gesichtspunkte denkbar. Für eine detaillierte Beschreibung von Verfahren zur quantitativen Struktur-Wirkungs-Analyse sei auf die im Literaturverzeichnis angeführten Monographien verwiesen.

5. Subzelluläre Angriffspunkte der Pharmaka

Es wurde bereits darauf hingewiesen, daß Pharmaka an Komponenten des extrazellulären Bereichs, weitaus häufiger aber unmittelbar an bestimmten Substrukturen der Zellen angreifen. Die wichtigsten subzellulären Angriffspunkte einiger Pharmaka sind in der Tab. 11 zusammengestellt worden. Die Reaktion eines Pharmakons mit bestimmten Zellstrukturen kann zu einer Veränderung des Funktionszustandes der Zelle bis hin zum Tode der Zelle führen. Eine Schädigung der Zelle wird bei den *Chemotherapeutika* angestrebt.

Der therapeutische Nutzen eines Chemotherapeutikums hängt wesentlich davon ab, wie selektiv die Zellen des Infektionserregers bzw. die virusinfizierten (Virostatika) oder entarteten Zellen (Krebschemotherapeutika) geschädigt werden, ohne die Zellen des Wirtsorganismus zu beeinflussen. Die Erfolgsaussichten für diese gewünschte Selektivität sind dann besonders gut, wenn große Unterschiede in Struktur und Biochemie beider Zelltypen bestehen. Aus diesem Grund greifen Chemotherapeutika, deren Ziel ja die Blockade essentieller biochemischer Prozesse darstellt, vorzugsweise an Zellorganellen an, die entweder nur in der zu schädigenden Zelle vorkommen oder sich zumindest in beiden Zelltypen unterscheiden. Chemotherapeutika sollen Zellwachstum und Vermehrung hemmen. Sie hemmen daher insbesondere die Biosynthese der Nucleinsäuren, Proteine oder des Peptidoglycans der Zellwand. Bevorzugte Targetstrukturen von bakteriellen Chemotherapeutika sind die Zellwand,

Tabelle 11
Subzellulärer Angriffspunkt einiger Wirkstoffe

Zellwand	Enzyme der Biosynthese	β-Lactam-Antibiotika (Penicilline, Cephalosporine), Cycloserin
Zellmembran	Lipidmatrix	Ionophore, Polyen-Antibiotika, Anaesthetika, Lokalanaesthetika
	Rezeptoren von Hormonen und Neurotransmittern	Peptidhormone und Neurotransmitter sowie deren Agonisten und Antagonisten
	Enzyme (z. B. Acetylcholinesterase, Carboanhydrase)	Enzyminhibitoren (Tab. 12)
	Transportsysteme	Herzwirksame Glycoside, Neurotoxine Antiarrhythmika, Lokalanaesthetika
Zellkern	DNS/RNS	Alkylantien, interkalierende Agentien
	DNS	Mitomycin C, Bleomycin, Streptozotocin, Nalidixinsäure
	RNS	Actinomycin D, Daunomycin, Mitramycin, Rifamycin
	Enzyme der DNS- und RNS-Synthese	Rifamycin (RNS-Polymerase)
Ribosomen[a])	30S-UE	Aminoglycosid-Antibiotika (Streptomycin, Neomycin, Kanamycin) Viomycin
	50S-UE	Chloramphenicol, Macrolid-Antibiotika (Erythromycin, Oleandomycin, Leucomycin), Puromycin, Kanamycin
Zytosol	Rezeptorproteine	Steroidhormone (vgl. S. 151)
	lösliche Enzyme, z. B. Enzyme der Nucleotidsynthese	zahlreiche zytostatisch wirkende Antimetabolite

[a]) Die spezifischen Angriffspunkte werden in 6.4. abgehandelt. UE = Untereinheit

ein Zellorganell, das bei Säugetieren nicht vorhanden ist, und die Ribosomen, deren Struktur sich bei Prokaryonten (dazu gehören die Bakterien) und Eukaryonten (dazu gehören die Säugetierzellen) deutlich unterscheidet. Die meisten Krebschemotherapeutika greifen am Zellkern an und nutzen die Unterschiede in der Mitoserate zwischen Krebszellen und normalen Zellen aus, ohne damit allerdings die gewünschte Selektivität zu erreichen. Nach dem chemotherapeutischen Prinzip wirken auch Herbizide mit selektivem Angriff am Photosyntheseapparat oder Insektizide mit selektiver Hemmung der Biosynthese des Chitin-Exogerüstes.

5.1. Die bakterielle Zellwand

Die bakterielle *Zellwand* befindet sich außerhalb der Zellmembran. Ihre Matrix ist ein quervernetztes Peptidoglycan, das auch als *Murein* bezeichnet wird. Das Murein besteht aus Polysaccharidketten, die aus sich wiederholenden N-Acetylglucosamin- und N-Acetylmuramsäureeinheiten aufgebaut und über Oligopeptidketten miteinander verbunden sind. Charakteristisch ist das Vorkommen von D-Aminosäuren, insbesondere D-Alanin, in den Oligopeptidketten. Das Murein macht bei den grampositiven Bakterien etwa 50%, bei den gramnegativen Bakterien etwa 10% der Trockenmasse der Zellwand aus. Die Zellwand der gramnegativen Bakterien enthält noch größere Mengen Lipopolysaccharide. Bevorzugte Angriffspunkte von Pharmaka sind unter den Enzymen der Biosynthese die Alanin-Razemase und die für die Quervernetzung erforderliche D-Alanin-Carboxypeptidase (vgl. Tab. 12). Es werden selektiv Bakterien geschädigt, da die Säugetierzellen keine Zellwand besitzen.

5.2. Die biologische Membran

Wegen der grundlegenden Bedeutung biologischer Membranen für pharmakokinetische Prozesse sowie als Sitz von Rezeptoren sollen zunächst einige allgemeine Ausführungen zur biologischen Membran gemacht werden. Ihre Grundstruktur wird von einer *Phospholipid-Doppelschicht* (*Bilayer*) gebildet. In Zusammenhang mit bestimmten Membraneigenschaften wie Fusionen, Exo- und Endocytosen sowie weiteren Transportvorgängen werden lokal Phospholipide in Nichtbilayer-Strukturen innerhalb der Bilayermatrix diskutiert (*metamorphic mosaic-Modell* der Membran von Cullis und de Kruijff). Die Phospholipide sind amphiphile Verbindungen, die bei einer bestimmten Temperatur einen Phasenübergang kristallin $\rightleftharpoons$ flüssigkristallin (fluid) durchmachen. Zur Aufrechterhaltung ihrer Funktion benötigt die biologische Membran eine optimale Fluidität. Die Fluidität der Membran wird durch die Struktur der am Aufbau beteiligten Phospholipide, insbesondere den Grad der Ungesättigtheit der Fettsäurereste, sowie durch den Einbau sog. Membranverfestiger reguliert. Als Membranverfestiger zur Optimierung der Fluidität dienen bei den eukaryoten Zellen *Sterole* (Cholesterol). Neben den Phospholipiden und dem Cholesterol enthält die biologische Membran noch *Proteine.* Das Verhältnis Lipid/Protein ist unterschiedlich und schwankt je nach Funktion der Membran zwischen 4,0 (Myelin der Nervenzelle) und ca. 0,7 bei der Mitochondrienmembran. Nach dem *fluid mosaic-Modell* von Singer und Nicolson sind die Proteine als *periphere* oder *integrale* Proteine in die Phospholipid-Bilayer eingelagert.

Die peripheren Proteine (extrinsic proteins) sind wahrscheinlich nicht direkt in die hydrophobe Region der Bilayer inkorporiert. Sie können bei hohen Ionenstärken oder durch Veränderung des pH-Wertes leicht solubilisiert werden. Im Unterschied dazu können die integralen Proteine (intrinsic proteins) nur durch Agentien aus dem Membranverband gelöst werden, die die Bilayerstruktur zerstören (Detergentien), was auf eine enge Bindung dieser Proteine an den hydrophoben Teil hinweist. Für viele integrale Proteine wurde nachgewiesen, daß sie optimal biologisch aktiv nur in Gegenwart von Phospholipiden sind (Phospholipide als essentielle Kofaktoren). Wahrscheinlich erfordern die integralen Proteine eine spezifische hydrophobe Umgebung, um ihre native Struktur zu erhalten.

Die Proteine besitzen eine große laterale Beweglichkeit, d. h., sie schwimmen praktisch in der fluiden Membran, werden aber nicht zwischen beiden Hälften der Membran ausgetauscht (kein flip-flop). Die Mobilität der Rezeptorproteine in der Membran spielt eine wesentliche Rolle bei der Wechselwirkung Rezeptor-Effektor und bei der Liganden-induzierten Aggregation bestimmter Rezeptoren (vgl. 2.3. und 3.4.).

Einige Organismen wie bestimmte Bakterien, Protozoen und auch einige poikilotherme Organismen sind in der Lage, die Fluidität der Membran gegenüber Umweltbedingungen (Temperaturveränderungen) über die Zusammensetzung der Fettsäuren zu adaptieren. Ein adaptiver Prozeß ist auch die Entwicklung einer *Arzneimittel-Toleranz* bei chronischer Einnahme von Substanzen, die in die Membran inkorporiert werden und zu Veränderungen der Eigenschaften der Membran führen. So wurde durch Versuche an Mäusen nachgewiesen, daß eine durch Ethanol hervorgerufene Erhöhung der Fluidität der Membran bei chronischer Ethanolgabe durch Veränderung der Lipidzusammensetzung ausgeglichen wird.

Pharmaka können sowohl spezifisch mit bestimmten Proteinen reagieren, als auch unspezifisch ihre Wirkung über eine Wechselwirkung mit Lipiden oder Sterolen entfalten (vgl. 6.3.1.). In jedem Fall ist die biologische Membran als kooperatives System zu betrachten, d. h. Konformationsänderungen an einer Stelle können sich auf andere Moleküle auswirken. Ihrer Funktion nach sind die Proteine u. a. Enzyme oder Transportsysteme für Ionen oder Moleküle (Zucker, Aminosäuren, Nucleotide). Störungen in der hydrophoben Umgebung oder Veränderungen der Fluidität, z. B. durch Einbau von Pharmaka wie den Inhalationsnarkotika, können sich bereits auf die biologische Aktivität integraler Proteine auswirken. Von großer Bedeutung als Ziel für Pharmaka sind die erregbaren Membranen der Nerven-und Muskelzellen (vgl. 6.3.).

Biologische Membranen grenzen die Zellen nach außen ab (Zell- oder Plasmamembran), umgeben verschiedene Zellorganellen und teilen das Zellinnere in einzelne Reaktionsräume. Die *Zellmembran* ist das erste Zellorganell, mit dem Pharmaka im Säugetierorganismus in Kontakt treten müssen. Sie hat außer der Abgrenzung noch den Austausch von Stoffen und Informationen zu sichern. Die Zellmembran ist daher auch der Sitz von Transportsystemen, von Rezeptoren für interzelluläre Regulationsstoffe (Neurotransmitter, zahlreiche Hormone) und anderer biologisch aktiver Verdindungen (Interferone, Viren, Antigene, Antikörper, Lectine). Die Zellmembran ist ferner an der Kontrolle von Zellwachstum, Teilung, Entwicklung, Differenzierung und dem Tod der Zelle beteiligt. Sie spielt eine entscheidende Rolle als physikalische Barriere in der pharmakokinetischen Phase und ist für zahlreiche Wirkstoffe der eigentliche Wirkort (primary target). Das *endoplasmatische Retikulum* ist ein weitverzweigtes intrazelluläres Membransystem, an dem Ribosomen sowie Enzyme zahlreicher Stoffwechselprozesse, u. a. des Lipid-, Steroid-, Glycogen- oder Glycoprotein-Stoffwechsels lokalisiert sind. Eigene Membranen besitzen die Mitochondrien und der Zellkern.

5.3. Die Mitochondrien

Die *Mitochondrien* bestehen aus einer Außenmembran, einer stark gefalteten Innenmembran und einem homogenen Innenraum, der Matrix. Die Mitochondrien sind die Orte der Speicherung, Umwandlung und Freisetzung von Energie. Hier sind u. a. die Enzyme der Atmungskette, des Citratcyclus und der β-Fettsäureoxidation lokalisiert. Durch die mikrosomalen Enzyme erfolgt auch die Biotransformation der Pharmaka. Besonders reich an Mitochondrien sind die Leber- und Muskelzellen. Störungen dieser in den Mitochondrien ablaufenden elementaren Grundprozesse des Lebens führen meist zum Tod der Zelle und kommen deshalb für die Erreichung therapeutisch verwertbarer pharmakologischer Wirkungen kaum in Betracht.

5.4. Der Zellkern

Von besonderer Bedeutung als subzelluläre Angriffspunkte für Chemotherapeutika sind der *Zellkern* und die *Ribosomen.*

Der Zellkern enthält das genetische Material der Zelle in Form der DNS und ist der Ort der Nucleinsäuresynthese (vgl. S. 171). Er ist von einer Doppelmembran umgeben, deren äußere Schicht Poren enthält. Das Innere des Zellkerns enthält zwischen den Kernteilungen, in der Interphase, eine strukturlose Masse, das *Chromatin,* sowie stärker anfärbbare Regionen, die *Kernkörperchen* (Nucleoli). Während der Kernteilungen sind die *Chromosomen* als stäbchenförmige Gebilde erkennbar. Das aus dem Zellkern der Eukaryonten isolierbare Chromatin besteht aus DNS und Proteinen sowie geringen Mengen RNS. Bei den Proteinen handelt es sich zu 85% um die durch einen hohen Lysin- und Arginingehalt basischen Histone und zu 15% um Nichthiston-Proteine. Die Histone sind durch elektrostatische Bindungen an die Phosphorsäureester-Gruppierungen der DNS gebunden. Das Chromatin ist wie eine Perlenschnur aufgebaut. DNS-Protein-Komplexe, die *Nucleosomen,* wechseln ab mit ungeschützten Segmenten des DNS-Stranges. Ein Nucleosom wird durch 8 Histonmoleküle gebildet, um die sich DNS-Abschnitte mit ca. 160–200 Basenpaaren stark gefaltet zu einer sog. *Superhelix* anordnen (Verkürzung der Kette auf 1/10). Die einzelnen Nucleosomen sind durch *freie DNS-Sequenzen* mit ca. 40 Basenpaaren verbunden. Jedes Chromosom scheint einen durchgängigen DNS-Faden zu enthalten. Die Nichthiston-Proteine stellen wahrscheinlich genspezifische Regulatoren dar. Etwa 90% des genetischen Materials sind durch Proteine blockiert. Das Verhältnis DNS : Histone beträgt etwa 1 : 1.

5.5. Die Ribosomen

Die Ribosomen sind die Orte der Proteinsynthese (vgl. S. 171) und am endoplasmatischen Retikulum, in den Mitochondrien, im Nucleolus sowie frei im Zytoplasma lokalisiert.

Die Ribosomen der Bakterien und Säugetierzellen unterscheiden-sich durch die Sedimentationskonstante (Bakterien: 70 S, Eukaryon ten: 80S). Sie bestehen aus zwei Untereinheiten und enthalten etwa 50% RNS und 50% Proteine. Die bakteriellen 70S Ribosomen, die mehr oder weniger selektiv von bestimmten Antibiotika angegriffen werden (Tab. 11), dissoziieren in eine 30S und eine 50S Untereinheit. Die Hauptmasse der RNS liegt als 5S, 16S und 32S Moleküle vor. Die mRNS wirkt als Informationsträger bei der Proteinsynthese, die niedermolekulare tRNS besitzt Transportfunktion für den anzufügenden Aminosäurerest (Aminoacyl-tRNS) sowie die wachsende Peptidkette (Peptidyl-tRNS). Die bakteriellen Ribosomen enthalten 50 bis 60 Proteine, die als S1, S2, ..., Sn (kleine Untereinheit) bzw. L1, L2, ..., Ln (große Untereinheit) bezeichnet werden und an den verschiedenen Teilprozessen der Proteinsynthese funktionell beteiligt sind (S. 170).

6. Funktionelle Angriffspunkte der Pharmaka

Bekanntlich stellt die Reaktion des Pharmakons mit seinem Rezeptor nur den ersten Schritt innerhalb der pharmakodynamischen Phase dar. Die Transformation der Pharmakon-Rezeptor-Wechselwirkung in einen biologischen Effekt am Biosystem muß über biochemische oder biophysikalische Zustandsänderungen in der vom Pharmakon angegriffenen Zelle (Ziel- oder Targetzelle) verlaufen. Diese Zustandsänderungen hängen natürlich von der Funktion des Rezeptormoleküls ab und beschränken sich im wesentlichen auf

1. Änderungen der *Aktivität* von Enzymen,
2. die Beeinflussung der *Informationsübertragung* DNS → Protein sowie
3. die Beeinflussung der *Permeabilität* von Membranen bzw. allgemeiner von Transportsystemen.

Die funktionellen Veränderungen können durch *direkten* Angriff des Pharmakons an dem entsprechenden Funktionsträger (z. B. einem Enzym oder einer Matrize) oder aber *indirekt*, meist vermittelt über spezielle Rezeptormoleküle (Hormon-, Neurotransmitter-Rezeptoren) hervorgerufen werden. Wegen der grundsätzlichen Bedeutung der Hormon- und Neurotransmitter-Rezeptoren für die Molekularpharmakologie zahlreicher Pharmaka soll ihnen ein spezieller Abschnitt gewidmet werden (vgl. 6.2.).

6.1. Pharmakonangriffe an Enzymen

Auf Grund der Rolle der Enzyme als der biochemischen Katalysatoren, die die verschiedenen Stoffwechselreaktionen im Biosystem erst ermöglichen, ist es nicht verwunderlich, daß Enzyme zu den wichtigsten funktionellen Angriffspunkten von Wirkstoffen gehören.

6.1.1. Direkter Angriff — Enzyminhibitoren

Der direkte Angriff eines Pharmakons an einem Enzym als der wirkungsauslösenden Wechselwirkung führt praktisch ausschließlich zu einer Hemmung der Enzymaktivität. Die hier angreifenden Pharmaka wirken als *Enzyminhibitoren*. Enzyminhibitoren können eingeteilt werden

1. nach ihrem *Angriffspunkt*
   in Inhibitoren, die direkt am aktiven (katalytischen) Zentrum angreifen (*active site-directed inhibitors*) und
   in Inhibitoren, die außerhalb des aktiven Zentrums angreifen (*Exoinhibitoren*),
2. nach der *Stärke der Bindung* in
   reversible Inhibitozen mit relativ schwachen zwischenmolekularen Wechselwirkungen zwischen Inhibitor und Enzym, meist hervorgerufen durch nicht-kovalente Bindungen, und
   irreversible Inhibitoren, die meist eine kovalente Bindung mit dem Enzym eingehen,
3. nach dem durch kinetische Untersuchungen bestimmten *Hemmungstyp* in
   kompetitive oder *konkurrierende Inhibitoren* (Konkurrenzhemmung), die durch einen Überschuß an natürlichem Substrat wieder verdrängt werden können, und
   nicht-kompetitive Inhibitoren, bei denen die Enzymhemmung nur von der Inhibitorkonzentration, nicht aber von der Substratkonzentration abhängig ist.

Im allgemeinen läßt sich sagen, daß es sich bei den am aktiven Zentrum angreifenden Inhibitoren überwiegend um Substratanaloga handelt und kompetitive Inhibitoren meist reversible Bindungen mit dem Enzym eingehen.

Beispiele für therapeutisch nutzbare Enzyminhibitoren sind in Tab. 12 aufgeführt. Nicht immer hemmen *in vitro* wirksame Inhibitoren auch *in vivo*. So kann die Wirksamkeit irreversibler In-

Tabelle 12

Beispiele für Enzyminhibitoren, die als Arzneimittel eingesetzt werden

Enzym	katalysierte Reaktion bzw. natürliches Substrat	Inhibitor	therapeutischer Einsatz als
bakt. Alanin-Razemase	L-Ala → D-Ala	Cycloserin (S. 144) Alofosfalin (S. 144)	bakterielle Chemotherapeutika
bakt. D-Alanin-Carboxypeptidase, Transpeptidase u. a. Penicillin-bindende Proteine (PBP)	D-Alanyl-D-Alanin	β-Lactam-Antibiotika	bakterielle Chemotherapeutika
β-Lactamase	β-Lactamring	Clavulan-, Olivansäure (S. 144)	zur Resistenzverhinderung
Dihydrofolsäure-Reduktase	Dihydrofolsäure → Tetrahydrofolsäure	Proguanil, Pyrimethamin, Trimethoprim	Chemotherapeutika gegen Malaria oder Bakterien, Krebschemotherapeutika (S. 141)
Thymidylat-Synthetase	dUMP → dTMP	5-Fluoruracil[a]) Ftorafur[a])	Zytostatikum
Orotidin-5′-phosphat-Decarboxylase	Orotidinphosphat → Uridinphosphat	6-Azauracil[a])	Zytostatikum
Cytidin-5′-diphosphat-Reduktase	CDP → dCDP	Cytarabin[a])	Zytostatikum, Virostatikum
bakt. DNS-abhängige RNS-Polymerase	vgl. S. 170	Rifamycin	bakterielle Chemotherapeutika
Carboanhydrase	$CO_2 + H_2O \rightleftharpoons H^+ + HCO_3^-$	Acetazolamid	Diuretikum
Xanthin-Oxidase	Hypoxanthin → Harnsäure	Allopurinol	Antiarthritikum
Monoaminoxidase (MAO)	oxid. Abbau von Catechol-	Hydrazinderivate,	Antidepressiva,

	aminen, Serotonin u. a. Neurotransmittern	u. a. Iproniazid, Phenelzin, Nialamid	Psychoanaleptika
Serinproteasen	Spaltung von Peptidbindungen	Aminocapronsäure, Aminomethylbenzoesäure	Antifibrinolytika
Cyclo-Oxygenase	Arachidonsäure → Endoperoxide	nicht-steroidale Antiphlogistika	
Thromboxan-Synthetase	Endoperoxide → Thromboxane	Pinan-Thromboxan A_2	bei Myokard-Ischämien und Kreislauf-Schock
Angiotensin-converting enzyme (Peptidyl-Dipeptid-Hydrolase)	AngiotensinI → AngiotensinII	Captopril	Antihypertonikum
cAMP-Phosphodiesterase	cAMP → AMP (S. 170)	Theophyllin, Aminophyllin, Dipyridamol	Cardiotonikum Koronarpharmakon
Acetylcholinesterase	Hydrolyse von Acetylcholin	org. Phosphorsäureester, Carbamate, Physostigmin (S. 142)	Insektizide

[a]) als Nucleotid-5'-phosphate

hibitoren durch Neusynthese des Enzyms, die reversibler Inhibitoren durch Akkumulation des Substrats aufgehoben werden. In den meisten Fällen ist der Wirkungsmechanismus der in Tab. 12 aufgeführten Pharmaka erst später aufgeklärt worden. Strukturelle Ähnlichkeiten zwischen nativem Substrat und Inhibitor bestehen bei den meisten Nucleosid- bzw. Nucleotid-Antimetaboliten (z. B. Hemmer der Thymidylat-Synthetase, Thymidin-5'-monophosphat-Kinase, 5-Phosphoribosylamin-Synthetase), bei Allopurinol, Methotrexat, den Hemmern der Monoaminoxidase (MAO) und bei den β-Lactam-Antibiotika (vgl. Abb. 22).

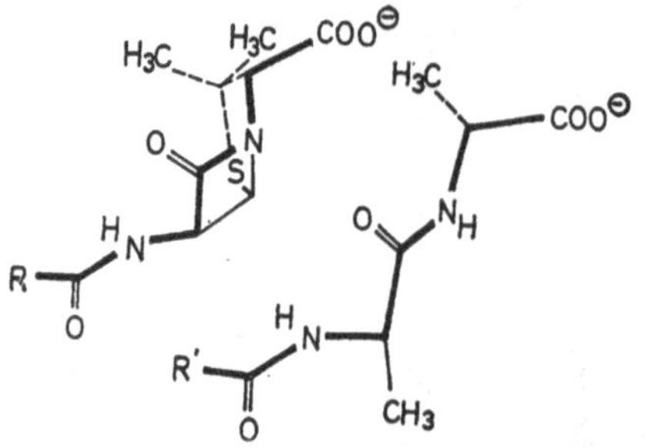

Abb. 22. Strukturelle Ähnlichkeit zwischen Penicillin (links) und dem D-Alanyl-D-Alanin-Terminus des bakteriellen Peptidoglycans, dem natürlichen Substrat zellwandsynthetisierender Enzyme (rechts)

Die Enzyme können sich je nach Herkunft in ihrer Reaktion mit den Inhibitoren unterscheiden. Ein gut untersuchtes Beispiel ist die Hemmung der Dihydrofolsäure-Reduktase. Tab. 13 zeigt deutlich die Unterschiede in der Hemmung des Enzyms von Säugetieren, Bakterien (*E. coli*) und Protozoen (*Plasmodium*) durch verschiedene Wirkstoffe. Diese Unterschiede erlauben den Einsatz dieser Dihydrofolsäure-Reduktase-Inhibitoren entweder als Zytostatika zur Krebsbehandlung (Methotrexat, Aminopterin), als Chemotherapeutika zur Behandlung bakterieller Infektionen (Trimethoprim) oder als Antimalariamittel (Pyrimethamin, Proguanil).

Von besonderem Wert wären gewebespezifische Inhibitoren, die über die selektive Hemmung einer multiplen Form des Targetenzyms entwickelt werden könnten.

Tabelle 13

Konzentration (× 10^8 M), die für eine 50proz. Hemmung der Dihydrofolsäure-Reduktase erforderlich ist (nach ALBERT)

Wirkstoff	menschl. Leber	E. coli	Plasmodium berghei
Pyrimethamin	180	2500	0,05
Trimethoprim	30000	0,5	7,0
Methotrexat	9	0,1	0,07

Pharmakologisch interessante und gegenwärtig intensiv bearbeitete Targetenzyme für die Entwicklung therapeutisch anwendbarer Enzyminhibitoren sind die Enzyme der Arachidonsäure-Kaskade, u. a. die Phospholipase A_2, Lipoxygenase und Thromboxan-Synthetase (als Antirheumatika, Antiasthmatika oder Antithrombotika), die Enzyme der Kollagen-Synthese (als Antirheumatika), der Steroid-Synthese (als Lipidsenker), der Chitin-Synthese der Insekten (als Insektizide), des Neurotransmitter- (S. 146) und Cyclonucleotid-Metabolismus (S. 155), S-Adenosyl-L-methionin-abhängige Methyltransferasen (als Chemotherapeutika), die Thymidylat-Synthetase (als Krebschemotherapeutika), verschiedene Proteasen (u. a. als Fibrinolytika) sowie Komponenten des Komplementsystems (als Antiphlogistika).

6.1.2. Wirkungsmechanismen von Enzyminhibitoren

An dieser Stelle soll nur auf die am aktiven Zentrum des Enzyms angreifenden, Mechanismus-bezogenen Inhibitoren eingegangen werden, weil sich hier genügend Ansatzpunkte für eine rationale Wirkstoffentwicklung ergeben.

Allgemein erfolgt die durch das Enzym (E) katalysierte Umwandlung eines Substrats (S) in ein Produkt (P) über einen metastabilen Intermediärkomplex, bei dem das Substrat in einem Übergangszustand ($S^{\neq}$, transition state) vorliegt:

$$E + S \rightleftharpoons E\cdots S \rightleftharpoons E\cdots S^{\neq} \rightleftharpoons E\cdots P \rightleftharpoons E + P. \qquad (6.1)$$

Als Leitstruktur für die Entwicklung von Enzyminhibitoren dient zunächst das natürliche Substrat im Grundzustand, wobei chemische Veränderungen meist außerhalb der Erkennungsregion des Substrats erfolgen. Die meisten Substratanaloga und auch die meisten therapeutisch eingesetzten Enzyminhibitoren (I) sind kompetitive und reversible Inhibitoren (BAKER). Bei den *irreversiblen Inhibitoren* (*active site-directed irreversible inhibitors*) handelt es sich um Strukturanaloga des Substrats, die noch eine chemisch reaktive, meist elektrophile Gruppierung enthalten, die eine kovalente Bindung an funktionelle, meist nucleophile Gruppen (z. B. -SH, $-NH_2$, -OH) im oder am aktiven Zentrum des Enzyms ermöglicht. Die Stabilität derartiger kovalent verbundener Enzym-Inhibitor-Komplexe (E-I) ist unterschiedlich. Relativ leicht lösbar ist die Bindung acylierend wirkender Inhibitoren. Als Beispiel soll die Acetylcholinesterase herangezogen werden. Dieses Enzym katalysiert die Reaktion:

$$CH_3\underset{\underset{O}{\|}}{C}\text{-}OCH_2CH_2\overset{\oplus}{N}(CH_3)_3 + E\text{-}OH \longrightarrow E\text{-}O\text{-}\underset{\underset{O}{\|}}{C}\text{-}CH_3 \xrightarrow[t_{1/2}=32\,\mu s]{H_2O} E\text{-}OH + CH_3COOH.$$

Physostigmin, ein natürlich vorkommender Acetylcholinesterasehemmer, sowie synthetische Carbamidsäureester bilden einen langsam dissoziierenden Komplex:

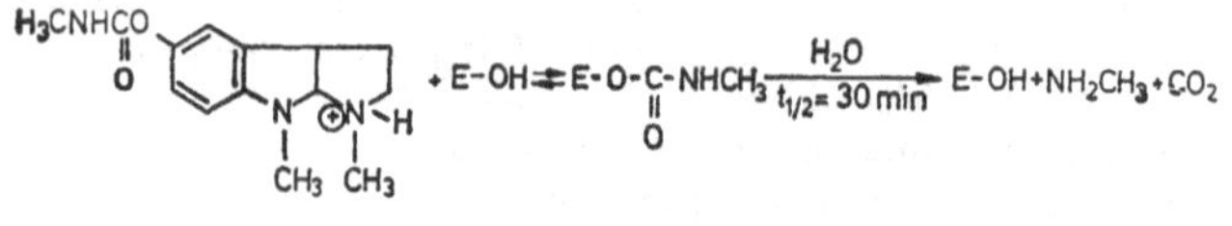

Wesentlich stabiler ist dagegen die kovalente Bindung, die reaktive organische Phosphorsäureester (z. B. Fluostigmin) eingehen können. Diese Bindung ist unter physiologischen Bedingungen irreversibel und nur durch den Einsatz stark nucleophiler Reagentien wie der eigens als Antidote entwickelten Aldoxime (Pralidoxim, Obidoxim) wieder zu lösen (S. 48).

Es wird gegenwärtig versucht, therapeutisch verwertbare irreversible Inhibitoren unter Ausnutzung der Erfahrungen beim affinity labeling (S. 25) zu entwickeln, bei dem das aktive Zentrum eines Proteins durch kovalente Bindung (meist infolge Alkylierung) markiert wurde. Bei therapeutisch einsetzbaren Inhibitoren ist eine größere Affinität zum Enzym und damit eine erhöhte Selektivität erforderlich. So hemmen z. B. Chlorketone ($-CO-CH_2Cl$) Proteasen in der Reihenfolge Thrombin $\gg$ Plasma-Kallikrein $>$ Plasmin, wenn sie an D-Phe-Pro-Arg- gebunden sind. Derartige Chlorketone alkylieren das Enzym irreversibel.

Eine erhöhte Selektivität zum Targetenzym wird ferner durch Inhibitoren angestrebt, die vom Targetenzym selbst auf Grund seiner katalytischen Aktivität aus einer inaktiven Vorstufe in ein chemisch reaktives Molekül umgewandelt werden (*mechanism-based irreversible inhibitors*, k_{cat}- oder *Suizid-Inhibitoren*). Der Wirkstoff (I) wird also erst nach enzymatischer Transformation durch das Targetenzym zum irreversiblen Inhibitor (I′):

$$E + I \rightleftharpoons E\cdots I \overset{k_{cat}}{\rightleftarrows} E\cdots I' \xrightarrow{k_{inhibit.}} E\text{-}I'.$$

Bei den bisher untersuchten Suizidinhibitoren handelt es sich vor allem um Acetylenderivate sowie β,γ-ungesättigte Aminosäuren. Acetylenderivate werden enzymatisch in die sehr reaktiven Allene umgewandelt. Zu dieser Gruppe gehört u. a. das Pargylin, das auf diese Weise die Flavin-abhängige Monoaminoxidase hemmt.

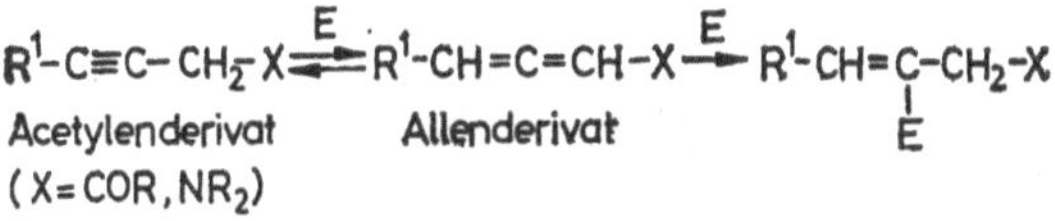

Einige Fettsäuren mit Acetylengruppen (z. B. Eicosa-5,8,11, 14-tetrainsäure, **6**) hemmen die Lipoxygenase und die Cyclo-Oxygenase irreversibel (k_{cat}-Inhibitoren). Diese Enzyme sind an der Umwandlung der Arachidonsäure in die hormonartig wirkenden Eicosanoide (z. B. Prostaglandine, Leukotriene) beteiligt. Es wird angenommen, daß die kovalente Bindung an das Enzym (*B*) über eine reaktive Allengruppierung als Intermediat erfolgt:

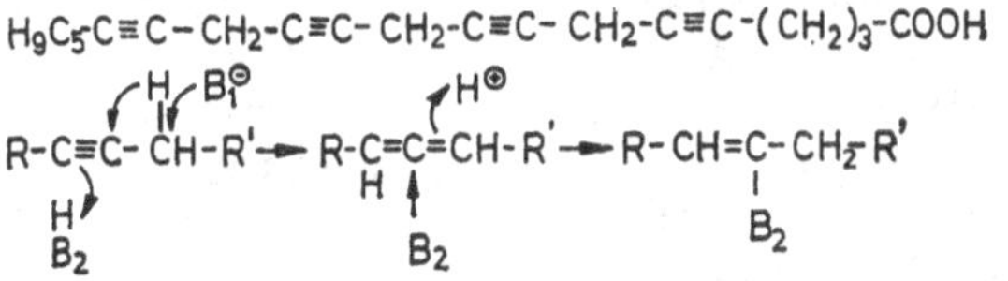

6

β,γ-ungesättigte Aminosäuren wirken hemmend auf Pyridoxalphosphat (Py-CHO)-abhängige Enzyme. Pyridoxalphosphat ist als Coenzym an Transaminierungen, Decarboxylierungen und Aminosäure-Razemisierungen beteiligt. Das natürlich vorkommende Gabaculin (**7**) hemmt durch kovalente Bindung des Coenzyms die GABA-Transaminase selektiv.

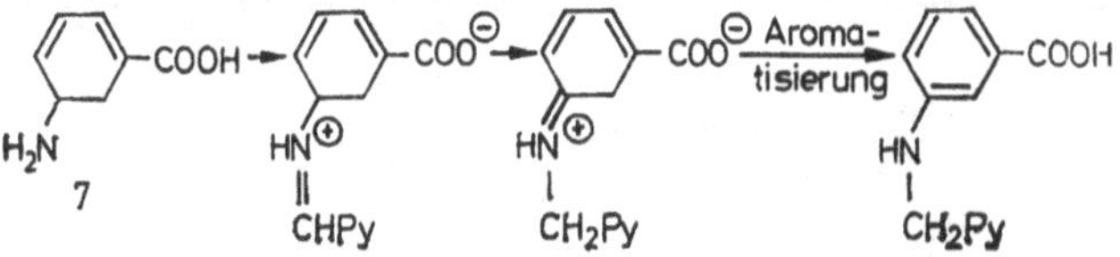

Clavulansäure und Olivansäure, in ihrer Struktur den β-Lactam-Antibiotika verwandt, sind Suizidsubstrate für die β-Lactamase-

Dieses bakterielle Enzym spaltet den β-Lactamring der Antibiotika und führt dadurch zur Resistenz.

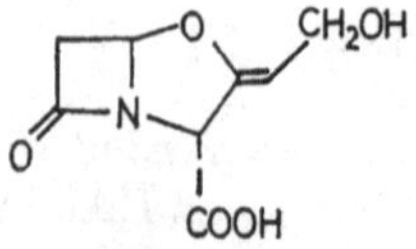

Clavulansäure

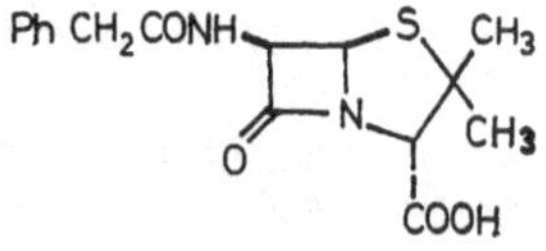

Olivansäure

Ein Suizid-Inhibitor der bakteriellen Alanin-Razemase ist das Cycloserin:

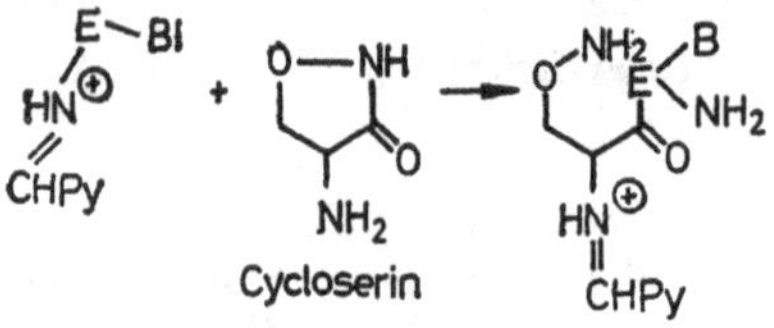

Cycloserin

Auch Alafosfalin (L-Alanyl-L-1-aminoethylphosphonsäure) wirkt auf die Alanin-Razemase grampositiver Bakterien als Suizid-Inhibitor, während die Alanin-Razemase gramnegativer Bakterien kompetitiv (Verdrängung durch L-Ala) und reversibel gehemmt wird. Die Alanin-Razemase wird zur Biosynthese der bakteriellen Zellwand benötigt. D-Alanin ist Bestandteil des Mureins.

Eine erhöhte Affinität zum Enzym wird ferner von Inhibitoren erwartet, die Analoga des Übergangszustandes, meist jedoch von kurzlebigen Zwischenprodukten (bei Zwischenprodukt-Katalyse) darstellen. Die gezielte Entwicklung derartiger *transition-state* (*Zwischenprodukt*)-*Inhibitoren* setzt detaillierte Kenntnisse über den Mechanismus der enzymatischen Reaktion, insbesondere über die Konformation des Zwischenproduktes, voraus. Die meisten Inhibitoren dieser Gruppe sind gegenwärtig für Hydrolasen, Oxidoreduktasen und Transferasen bekannt. Ein Beispiel für ein stabiles Analogon eines natürlichen Substrates im Übergangszustand ist das Antibiotikum Coformycin. Coformycin greift an der

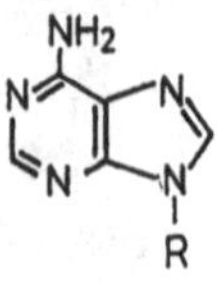

Adenosin

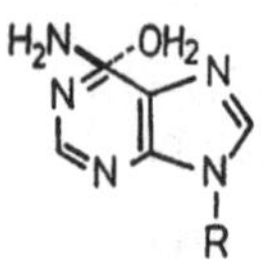

8

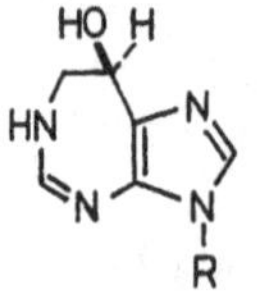

Coformycin

Adenosin-Desaminase an. Das natürliche Substrat ist das Adenosin, das beim nucleophilen Austausch der Aminogruppe eine trigonale-tetrahedrale Transformation vom Grund- zum Übergangszustand durchmacht. Der vermutete Übergangszustand 8 wird durch das Coformycin nachgeahmt.

6.1.3. Indirekte Beeinflussung von Enzymaktivitäten

Eine pharmakologisch oder toxikologisch bedeutsame Beeinflussung der Aktivität von Enzymen kann nicht nur durch direkten Angriff des Pharmakons am Enzym, sondern auch indirekt über Wechselwirkungen des Wirkstoffes mit dem Substrat oder für die Enzymaktivität essentiellen Kofaktoren (aktivierende Proteine oder Metallionen, Coenzyme, bei membrangebundenen Enzymen Beeinflussung des physikalischen Zustandes der Phospholipide der unmittelbaren Umgebung) erfolgen. Von herausragender pharmakologischer Bedeutung ist die indirekte Beeinflussung von Enzymaktivitäten durch die Stimulierung oder Blockade von Hormon-Rezeptoren. Auf die in diesem Zusammenhang erfolgende Aktivierung oder Hemmung der Adenylat- oder Guanylat-Cyclase sowie die Rolle der intrazellulären Calciumkonzentration für die Regulation von Enzymaktivitäten wird an anderen Stellen (S. 160) eingegangen. Als Beispiele für eine indirekte Beeinflussung von Enzymaktivitäten sollen hier nur der vermutete Wirkungsmechanismus der in großem Umfang therapeutisch eingesetzten *Glucocorticoide* sowie die bei der längeren Einnahme bestimmter amphiphiler Pharmaka auftretende *Lipidspeicherkrankheit* angeführt werden.

Zur Erklärung der antiphlogistischen Wirkung der Glucocorticoide wird angenommen, daß diese Verbindungen die Biosynthese eines Proteins induzieren (vgl. Angriffspunkt der Steroidhormone, S. 151), das das Enzym Phospholipase A_2 hemmen soll. Die Phospholipase A_2 spaltet aus Glycerophospholipiden (z. B. Lecithin) Fettsäuren, u. a. Arachidonsäure, ab. Durch die Hemmung des Enzyms können die hormonartig wirkenden Prostaglandine nicht mehr gebildet werden, die neben anderen Eicosanoiden eine Rolle beim Entzündungsprozeß spielen. Chlorochin und andere kationische amphiphile Verbindungen können nach längerer Einnahme zu einer Speicherung von Phospholipiden durch indirekte Hemmung der Phospholipase A_2 führen. Es wird eine Komplexbildung dieser Wirkstoffe mit dem natürlichen Substrat des Enzyms, den Phospholipiden, diskutiert, die den normalen Abbau verzögert.

6.2. *Pharmakonwechselwirkungen mit Hormon-Rezeptoren*

Neben den Enzymen sind die *Hormone* direkt oder meist indirekt bevorzugte Angriffsobjekte von Pharmaka. Als Hormone sollen ganz allgemein alle interzellulären chemischen Informationsträger verstanden werden. Durch eine Beeinflussung der Hormonwirkung kommt es zu Eingriffen in humorale oder auch nervale Regulationsmechanismen des Organismus. Pharmakologisch von herausragender Bedeutung sind hierbei Beeinflussungen der Neurotransmitterfunktion. Neurotransmitter sind Hormone, die von einer Nervenzelle sezerniert werden und nach Diffusion an einer Empfängerzelle eine Reaktion auslösen. Sie gehören also zur Gruppe der Lokalhormone oder Diffusionsaktivatoren. Die wesentlichen Einflußmöglichkeiten von Pharmaka auf die Wirkung der Neurotransmitter zeigt das folgende Schema:

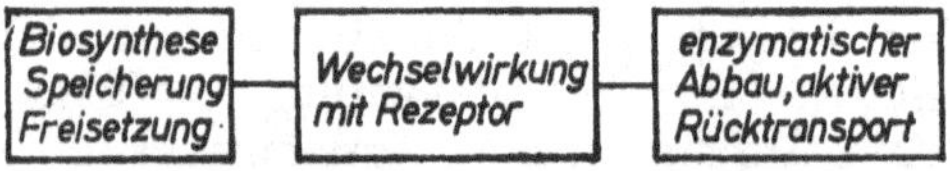
Biosynthese
Speicherung
Freisetzung
Wechselwirkung
mit Rezeptor
enzymatischer
Abbau, aktiver
Rücktransport

Bevor ausführlich auf die Wechselwirkung mit den Hormon-Rezeptoren eingegangen wird, sollen einige Beispiele für die anderen Angriffsmöglichkeiten gegeben werden. Von besonderer Bedeutung sind

- die *Hemmung von Enzymen der Neurotransmitter-Biosynthese*, darunter insbesondere der Schlüsselenzyme der Catecholamin-[1]) Biosynthese wie der Tyrosin-Hydroxylase, der Dopamin-β-Hydroxylase oder der DOPA-Decarboxylase;
- die *Hemmung oder Förderung der Freisetzung der Neurotransmitter* aus präsynaptischen Speichern; so entleert Reserpin präsynaptische Serotonin- und Catecholamin-Speicher des ZNS, Antiasthmatika vom Cromoglycin-Typ hemmen die Histaminfreisetzung aus Mastzellen;
- die *Hemmung der enzymatischen Inaktivierung des Neurotransmitters*; Beispiele sind Hemmer der Acetylcholinesterase, Monoaminoxidase oder Catecholamin-O-Methyltransferase (vgl. Tab. 12) sowie
- die *Hemmung des aktiven Rücktransportes* (reuptake). Ein Beispiel ist die Hemmung des Serotonin- und/oder Catecholamin-Rücktransportes durch tricyclische Antidepressiva.

---

[1]) als Neurotransmitter wirkende Catecholamine: Dopamin, Noradrenalin, Adrenalin

Die *Hormon-Rezeptoren* lassen sich nach dem zeitlichen Ablauf und den biochemischen Auswirkungen ihrer Wechselwirkung mit dem entsprechenden Hormon in drei Gruppen einteilen:

1. *Intrazelluläre* Rezeptoren (6.2.1.)
   Sie reagieren mit hydrophoben Hormonen (Steroid-, Schilddrüsenhormone). Die Wirkung tritt nach Stunden ein. Folge der Wechselwirkung ist eine Aktivierung der Proteinsynthese.
2. *Zellmembrangebundene* Rezeptoren (6.2.2.)
   Sie reagieren mit den hydrophilen Neurotransmittern und Peptidhormonen. Die Wirkung tritt im allgemeinen nach Sekunden ein und dauert Minuten an. Die zelluläre Reaktion kommt unter Beteiligung sogenannter second messenger (S. 154) zustande.
3. der *nicotinartige Acetylcholin-Rezeptor* (6.3.2.)
   Der Rezeptor ist ebenfalls zellmembrangebunden. Die Wirkung tritt bereits nach Millisekunden ein, hält aber auch nur sehr kurz an. Die Stimulierung führt zu einer kurzzeitigen Öffnung von Ionenkanälen, die eine drastische Veränderung der Membranpermeabilität und damit Potentialänderungen auslöst.

Es war bereits erwähnt worden, daß innerhalb der Rezeptoren eines bestimmten Hormons *multiple Formen* oder *Subtypen* unterschieden werden müssen. Die ersten Subtypen wurden beim Acetylcholin-Rezeptor (Dale 1914: nicotinartiger und muscarinartiger Rezeptor), später beim Adreno-Rezeptor (Ahlquist 1948: α,β-Rezeptor) aufgefunden. Inzwischen sind von den meisten Rezeptoren Subtypen bekannt (Tab. 14), darunter auch für intrazelluläre Rezeptoren (z. B. 4S- und 5S-Estradiol-Rezeptor). Die Bezeichnung dieser Subtypen ist gegenwärtig uneinheitlich und willkürlich. Es werden Zahlenindices oder/und griechische Buchstaben verwendet. Zur Differenzierung der Subtypen sind im allgemeinen Antagonisten besser geeignet als Agonisten. Letztere reagieren meist mit mehreren Subtypen.

Bei einigen dieser Subtypen handelt es sich um *präsynaptische Rezeptoren*. Das konventionelle Modell der Neurotransmission geht davon aus, daß der Neurotransmitter an der präsynaptischen Nervenendigung in Freiheit gesetzt wird und dann mit Rezeptoren des benachbarten Neurons (*postsynaptische Rezeptoren*) reagiert. 1971 tauchten erste Hinweise auf, daß Neuronen für ihren eigenen Überträgerstoff Rezeptoren besitzen (*Autorezeptoren*). Solche präsynaptischen Rezeptoren sind z. B. für Noradrenalin (α_1-Adreno-

Tabelle 14
Wirkstoffe, die an Neurotransmitter-Rezeptoren angreifen

Rezeptor	Subtyp	Agonisten	Antagonisten
Acetylcholin-	muscarinartiger	Muscarin	Tropa-Alkaloide (Hyoscyamin, Scopolamin)
Adreno-	α[a])	Noradrenalin, Adrenalin, Naphazolin	Phentolamin, Dihydroergotamin
	$\alpha_1 > \alpha_2$	Phenylephrin, Methoxamin	Indoramin, Phenoxybenzamin, Prazosin
	$\alpha_2 > \alpha_1$	Clonidin, Xylazin, α-Methylnoradrenalin[b])	Yohimbin, Tolazolin
	$\beta_1 > \beta_2$		Practolol, Talinolol
	$\beta_2 > \beta_1$	Terbutalin, Salbutamol, Fenoterol	
Histamin-	H_1		klass. Antihistaminika
	H_2	Impromidin	Burimamid, Metiamid, Cimetidin
Opiat-	μ	Morphin, Propoxyphen	
	$\varkappa$	Ketocyclazocin, Dynorphin	Naloxon
	δ	Nalorphin	
Benzodiazepin-		β-Carboline (Hypoxanthin, Inosin, Nicotinamid)	Benzodiazepine
Dopamin-		Amphetamin, Bromokryptin[c]) Apomorphin[d])	Neuroleptika[e])

Serotonin-		Antidepressiva[f]), LSD
GABA-	Muscimol	Picrotoxin
Glycin-		Strychnin

---

[a]) ohne deutliche Selektivität gegenüber Subtypen
[b]) aus Methyldopa
[c]) langwirkender Agonist nur für D-2 Subtyp
[d]) partieller Agonist
[e]) im allgemeinen keine Differenzierung gegenüber Subtypen; Ausnahmen: Butyrophenone (Haloperidol), Antemetikum Metoclopramid und Antipsychotikum Sulpirid sind D-2-selektive Antagonisten (cAMP-unabhängige Rezeptoren). Butyrophenone hemmen Dopamin-abhängiges Adenylat-Cyclase-System erst in höheren Dosen, Phenothiazine (z. B. Chlorpromazin, Fluphenazin) dagegen in geringeren Dosen.
[f]) Angriff der Antidepressiva an Serotonin- und Catecholamin-Rezeptoren. Vor kurzem wurde entdeckt, daß Antidepressiva außerordentlich stark (100–1000 × stärker als übliche Antihistaminika) Histamin-Rezeptoren blockieren.

Rezeptor: postsynaptisch; α_2-Rezeptor: prä- und postsynaptisch), Dopamin, Acetylcholin oder Substanz P aufgefunden worden. Die Entwicklung von therapeutisch einsetzbaren Agonisten und Antagonisten mit selektivem Angriff an bestimmten Rezeptor-Subtypen ist gegenwärtig wesentliches Anliegen einer biochemisch orientierten Wirkstofforschung. Einige Beispiele können der Tab. 14 entnommen werden (vgl. auch S. 122).

Die Wirkung der Hormone unterliegt zahlreichen Regulationsmechanismen. Hier soll nur kurz auf die *Regulation der Rezeptoren* und deren Beeinflussung durch Pharmaka eingegangen werden.

Eine Rezeptorregulation kann durch Veränderung von Anzahl und/oder Affinität der Rezeptoren eintreten. Es gibt zahlreiche experimentelle Belege dafür, daß die Konzentration des endogenen Liganden (Regulationsstoff) die *Sensitivität* des Systems reguliert. Eine chronische Erhöhung der Neurotransmitterkonzentration führt häufig zu einer Abnahme der physiologischen Antwort des Biosystems (*Subsensitivität, Tachyphylaxie, Toleranz*), während auf der anderen Seite ein Mangel, z. B. durch Hemmung der Freisetzung aus den präsynaptischen Nervenendigungen, eine *Supersensitivität* zur Folge haben kann.

Eine erhöhte Wirkstoff-Konzentration führt gewöhnlich zu einem Verlust an Rezeptoren (*down regulation*, vgl. dazu 3.3.4.). Eine *homospezifische* „down regulation“ wurde für Insulin, Wachstumshormon, Catecholamine, Gonadotropine, TRH und Glucagon nachgewiesen. Dagegen führt z. B. eine reduzierte Insulinsekretion (bei diabetischen Tieren) zu einer Zunahme von Rezeptoren. Eine *heterospezifische* Regulation, d. h. die Regulation des Rezeptors für ein Hormon durch ein anderes Hormon, wurde für β-Adreno-Rezeptoren (durch Thyroidhormone), α-Adreno-Rezeptoren (durch Estrogene), Prolactin-Rezeptoren (durch Dihydrotestosteron) und human-chorionic-gonadotropin-Rezeptoren (durch FSH) nachgewiesen.

Eine Rolle bei der Rezeptorregulation spielt die Abnahme der Affinität noch nicht besetzter aktiver Zentren des Rezeptors durch eine partielle Rezeptorbesetzung (negative Kooperativität). Eine negative Kooperativität wird z. B. bei Insulin-Rezeptoren beobachtet.

Durch langdauernde Gabe, z. B. von Neuroleptika bei Schizophrenen, wird die Dichte an Dopamin-Rezeptoren erhöht. Eine Erhöhung der Rezeptordichte wurde auch nach längerer Einnahme von β-Rezeptorenblockern beobachtet. Ferner wurde die Hypothese aufgestellt, daß die Opiattoleranz das Ergebnis einer gestiegenen Zahl von Opiat-Rezeptoren ist.

Verschiedene Erkrankungen konnten auf *pathologische Zustände von Hormon-Rezeptoren* zurückgeführt werden. So wurden in einigen Fällen zirkulierende Antikörper gegen bestimmte Rezeptoren (β-Adreno-Rezeptor, Acetylcholin-Rezeptor, Thyrotropin-Rezeptor), also eine Form der *Autoimmunität*, nachgewiesen. Bei insulinresistentem Diabetes ist die Konzentration bzw. die Affinität der Insulin-Rezeptoren evtl. durch Antirezeptor-Antikörper verändert. Ein relativer Mangel an Insulin-Rezeptoren (weniger Rezeptoren pro Flächeninhalt der Zelle) ist der Grund für den erhöhten Insulinbedarf Fettsüchtiger. Bei Myasthenia gravis-Patienten ist die Zahl der Bindungsstellen des nicotinartigen Acetylcholin-Rezeptors pro Endplatte gegenüber gesunden Patienten um 1/2 bis 1/3 reduziert. In vielen Fällen kann das Wachstum hormonabhängiger Tumoren durch die Besetzung der Hormonrezeptoren mit Antihormonen gestoppt werden. Es wurden auch tumorbedingte und virale Transformationen von Rezeptoren beobachtet (z. B. Umwandlung von β_1- in β_2-Rezeptoren).

6.2.1. *Intrazelluläre Rezeptoren*

Die am besten untersuchte und am längsten bekannte Gruppe von intrazellulären Hormon-Rezeptoren sind die *Rezeptoren der Steroidhormone.* Im Unterschied zu den hydrophilen Peptidhormonen und Neurotransmittern dringen die hydrophoben Steroidhormone durch die Zellmembran in die Zelle ein. Die Steroidhormone (Estrogene, Gestagene, Androgene, Gluco- und Mineralocorticoide, das aus dem Cholecalciferol entstehende 1,25-Dihydroxycholecalciferol, das Insektenhormon Ecdyson) werden dann in der Targetzelle an spezifische Proteine (Rezeptoren) gebunden. Die Steroidhormone wirken in Konzentrationen um 10^{-8} M. Untersuchungen über die Rezeptoren konnten beginnen, nachdem etwa ab 1960 hochmarkierte ^{3}H-Steroide zur Verfügung standen.

Abb. 23 gibt eine schematische Darstellung eines wahrscheinlich überholten Wirkungsmodells der Steroidhormone. Danach sollen die Hormone zunächst im Zytoplasma an den Rezeptor gebunden werden. Das Rezeptormolekül erfährt dann durch die Bindung des Hormons eine Konformationsänderung, worauf eine Ortsverlagerung (*Translokation*) des Hormon-Rezeptor-Komplexes vom Zytoplasma an den Zellkern erfolgt. Inzwischen nimmt man an, daß sich die Steroidhormon-Rezeptoren nativ am Zellkern befinden und ihre Isolierung aus der Zytoplasmafraktion mit der Aufschließung des Zellmaterials zusammenhängt. Der aktivierte Hormon-Rezeptor-Komplex geht dann eine Bindung mit Nichthiston-Proteinen der DNS ein. Dadurch werden bestimmte Abschnitte der DNS ablesbar. Es wird also eine hormonspezifische

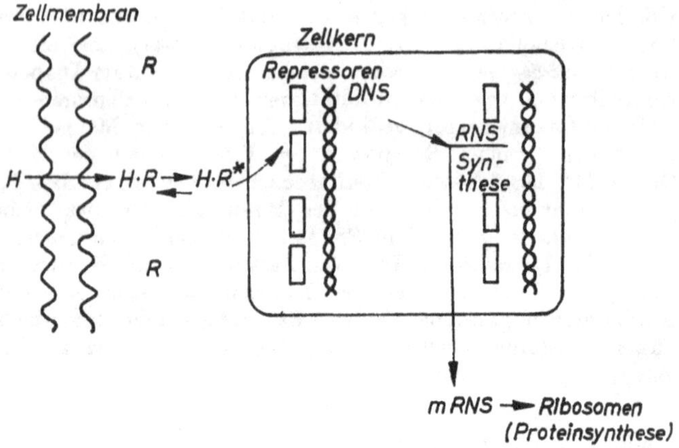

Abb. 23. Schematische Darstellung des Wirkungsmechanismus der Steroidhormone

Genaktivierung in Form einer *Derepression* ausgelöst, die über die Synthese einer mRNS zu einer verstärkten Proteinsynthese führt.

In einer Zelle können vermutlich mehr als ein intrazellulärer Steroidhormon-Rezeptor vorkommen (z. B. Estradiol- und Progesteron-Rezeptor in Uterus-Zellen). Antagonisten der Steroidhormone sind vor allem aus der Gruppe der Antiandrogene bekannt, deren bekanntester Vertreter das Cyproteronacetat ist.
Zur Erklärung einiger kurzfristig auftretender Effekte der Steroidhormone werden Wechselwirkungen mit der Zellmembran diskutiert.

Intrazelluläre Rezeptoren konnten ferner für die ebenfalls hydrophoben *Schilddrüsenhormone* (T_3 und T_4) nachgewiesen werden. Die Vielfalt der von diesen Hormonen ausgelösten Effekte wird durch Reaktion mit Nichthiston-Proteinen des Chromatins erklärt. Die Bildung dieser Komplexe soll direkt oder indirekt die Synthese von mRNS stimulieren. Daneben werden aber auch noch membrangebundene Rezeptoren für die Schilddrüsenhormone diskutiert.

6.2.2. Zellmembrangebundene Rezeptoren

Auf Grund der besonderen Rolle, die die Membran als äußerer Abschluß der Zelle bei allen Regulationsvorgängen spielen muß, liegen die Rezeptoren der Peptidhormone und alle Rezeptoren von Neurotransmittern in der Zellmembran.

Für verschiedene hochwirksame und stereoselektive Pharmaka wurde die Wechselwirkung mit spezifischen Rezeptoren nachgewiesen, die lokalisiert und charakterisiert werden konnten. Die Anwesenheit derartiger Rezeptoren setzt aber auch das Vorhandensein natürlicher Liganden (Hormone) voraus. Die Verteilung dieser *endogenen Liganden* sollte mit dem Vorkommen der entsprechenden Rezeptoren korrelieren. Die Suche nach derartigen endogenen Liganden war zuerst erfolgreich mit dem Auffinden der *Enkephaline/Endorphine* als endogene *Opiat-Rezeptor-Liganden* (Abb. 24).

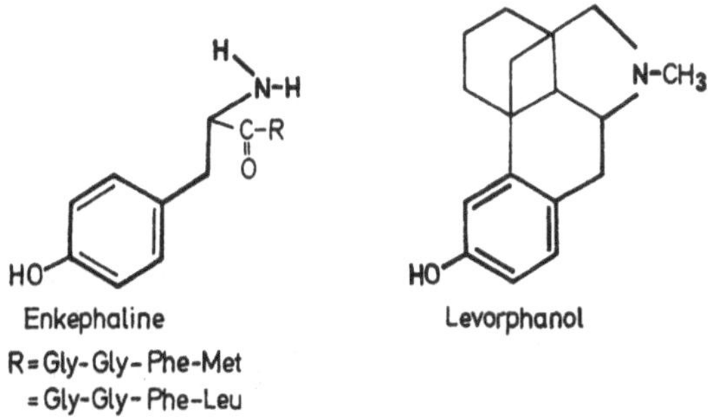

Abb. 24. Strukturelle Ähnlichkeit zwischen den Enkephalinen (wirksam sind nur die L-Tyr-Derivate) und Morphin-Derivaten (Beispiel: Levorphanol)

Als endogene Liganden der *Benzodiazepin-Rezeptoren* werden *β-Carboline* diskutiert, wobei der isolierte β-Carbolin-3-carbonsäureethylester (**9**) wahrscheinlich im ZNS nicht vorkommt, aber eng verwandt zum natürlichen Liganden sein soll. **9** besitzt eine höhere Affinität zum Rezeptor als die Benzodiazepine, die als Antagonisten wirken. Andere Verbindungen wie Nicotinamid und die Purine Hypoxanthin und Inosin wirken erst in relativ hohen Konzentrationen, wie sie für endogene Liganden unwahrscheinlich sind.

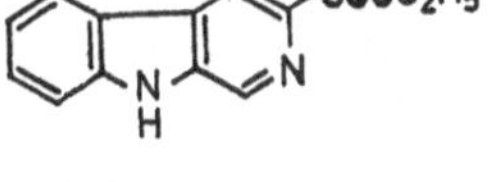

9

Reaktionen des Rezeptors mit dem Hormon und Auslösen der biochemischen Zustandsänderung finden bei der Informationsübertragung über membrangebundene Rezeptoren an räumlich verschiedenen Stellen der Zelle statt. Der räumliche Abstand, dessen Überwindung ja die Voraussetzung der durch die Hormone beabsichtigten chemischen Informationsübertragung ist, wird durch niedermolekulare, schnell diffundierende und hydrophile Mediatoren überbrückt, die zur Abgrenzung von den Hormonen als *second messenger* bezeichnet werden. Pharmakon-Rezeptor-Wechselwirkung und Effekt sind in Form einer intrazellulären Mediatorkopplung miteinander verbunden. Als second messenger wurden bisher die *Cyclonucleotide* Adenosin-3′,5′-phosphat (cAMP) und Guanosin-3′,5′-phosphat (cGMP) sowie *Calciumionen* erkannt (Tab. 15). Daneben werden noch Verbindungen mit Peptidstruktur als second messenger diskutiert (vgl. Insulin-Rezeptor, S. 156).

Tabelle 15
Second messenger einiger zellmembrangebundener Hormon-Rezeptor-Subtypen

Rezeptor	Subtyp	intrazelluläres Primärsignal
Acetylcholin-	muscarinartiger	erniedrigte cAMP-Konzentration
	muscarinartiger	erhöhte Ca^{2+}/cGMP-Konzentration
adrenerger	β	erhöhte cAMP-Konzentration
	α_1	erhöhte Ca^{2+}/cGMP-Konzentration
	α_2	erniedrigte cAMP-Konzentration
Histamin-	H_1	erhöhte Ca^{2+}/cGMP-Konzentration
	H_2	erhöhte cAMP-Konzentration
Dopamin-	D_1	erhöhte cAMP-Konzentration
	D_2	erniedrigte cAMP-Konzentration
Serotonin-	5-HT_1	erhöhte Ca^{2+}/cGMP-Konzentration
	5-HT_2	erhöhte cAMP-Konzentration

Die Bildung der Cyclonucleotide wird durch entsprechende Cyclasen (Adenylat-, Guanylat-Cyclase) katalysiert. Ihr Abbau erfolgt durch Phosphodiesterasen.
Phosphodiesterase-Hemmer (vgl. Tab. 12) beeinflussen damit die Konzentration dieser second messenger.

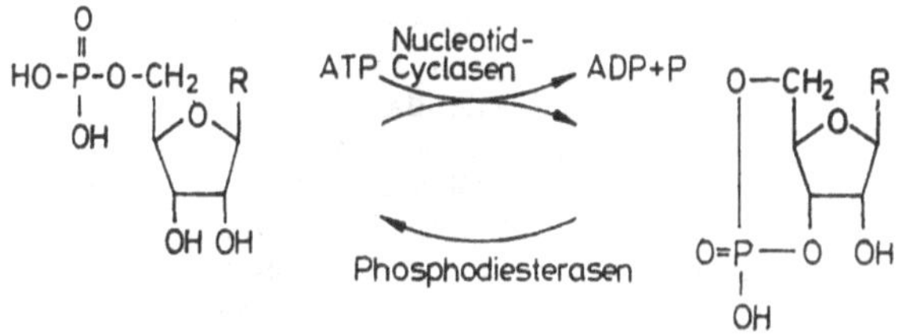

R = Adenosyl: AMP, cAMP
R = Guanosyl: GMP, cGMP

Durch das Zwischenschalten dieser second messenger lassen sich daher bei den membrangebundenen Rezeptoren nach der Erkennung und Bindung des Liganden und der Aktivierung des Hormon-Rezeptor-Komplexes folgende Teilprozesse unterscheiden:

1. die durch eine Kontaktkopplung innerhalb der Membran zwischen dem Hormon-Rezeptor-Komplex und einem mehr oder weniger eng mit diesem verbundenen Effektorsystem hervorgerufene Veränderung der Konzentration des second messenger an der Innenseite der Membran und
2. die Wirkung der second messenger auf biochemische Prozesse im Innern der Zelle.

6.2.2.1. *Effektorsysteme*

Die meisten membrangebundenen Hormon-Rezeptoren sind an das *Adenylat-Cyclase-* und das *Calcium-Signal-System* gekoppelt, wobei sich andeutet, daß auch innerhalb dieser Systeme noch differenziert werden muß. Eine Sonderstellung nimmt der nicotinartige Acetylcholin-Rezeptor ein, der an einen *Ionenkanal* (Natriumkanal) als Effektorsystem gekoppelt ist und deshalb in 6.3.2. behandelt wird.

Ebenfalls an einen Ionenkanal als Effektorsystem gekoppelt ist der *GABA-Rezeptor* (GABA = γ-Aminobuttersäure). Der GABA-Rezeptor reguliert einen Chlorid-Kanal. Zwischen GABA-Rezeptoren und Benzodiazepin-Rezeptoren scheinen kooperative Wechselwirkungen zu bestehen. Benzodiazepine erhöhen die Affinität der GABA-Rezeptoren durch Verdrängen eines endogenen Proteins (GABA-Modulin, GABA receptor binding inhibitory factor), das sowohl die GABA- als auch die Benzodiazepin-Bindung hemmt. Es wird daher angenommen, daß die Wirkung der Benzodiazepine auf einer über den Benzodiazepin-Rezeptor vermittelten Wechselwirkung mit dem GABA-Rezeptor beruht. Die Bindung der Benzodiazepine an Benzodiazepin-Rezeptoren (gemessen anhand der Hemmung der ^{3}H-Diazepam-Bindung) korreliert mit der antikonvulsiven, sedativen und muskelrelaxierenden Aktivität. Es besteht eine gute Korrelation zwischen Rezeptorokkupation durch Benzodiazepine und Schutz gegen den Pentetrazol-Schock, wobei offenbar nur ca. 1/3 der Rezeptoren besetzt sein muß, um einen vollständigen Schutz zu gewähren. Das Analeptikum Pentetrazol blockiert den Effekt von GABA auf die Chloridpermeabilität.

Bei einigen Hormonen ist die Art des Effektorsystems noch weitgehend unklar. Dazu gehört u. a. auch das sehr intensiv untersuchte Insulin.

Insulin kann sowohl *Kurzzeit-Effekte* (Stimulierung des Glucose- und Aminosäuretransportes)als auch *Langzeit-Effekte* (Stimulierung der DNS-Synthese und des Zellwachstums, Induktion von Enzymen) auslösen. Es ist unwahrscheinlich, daß diese sehr unterschiedlichen Effekte auf den gleichen molekularen Wirkungsmechanismus zurückgehen. Zur Erklärung der Langzeiteffekte des Insulins sowie weiterer Peptidhormone (z. B. des epidermal growth factor) werden eine *Internaisation*, ein Eindringen des Hormon-Rezeptor-Komplexes in die Zelle, sowie die Wechselwirkung mit anderen Rezeptor-Subtypen diskutiert. Die Mitwirkung von Cyclonucleotiden (cAMP, cGMP) als second messenger bei der Rezeptor-vermittelten Informationsweitergabe wird heute allgemein bezweifelt. Die experimentellen Befunde über die Mitwirkung anderer second messenger (Ca^{2+} und andere Ionen, niedermolekulare Peptide) sind sehr widersprüchlich. Hinweise gibt es auf eine cAMP-unabhängige Phosphorylierungs-Dephosphorylierungs-Reaktion (S. 159). Der Insulin-Rezeptor ist ein oligomeres Protein. An der Insulin-Erkennung sind wahrscheinlich zwei Peptidketten (α, β) beteiligt, deren Bindung über Disulfidbrücken zu $(\alpha, \beta)_2$ erfolgen soll. Damit ergibt sich eine gewisse Ähnlichkeit zur Immunglobulin-Struktur.

Das am besten untersuchte Effektorsystem führt zu einer Rezeptor-vermittelten *Aktivierung der Adenylat-Cyclase.* Dieses System wurde für den β-adrenergen, Histamin H_2-, Dopamin D_1-, Serotonin(5-HT_2)-, Glucagon-, Parathyrin-(Niere), Calcitonin-Rezeptor und die Gonadotropin-Rezeptoren nachgewiesen. Die meisten Informationen wurden nach einer Stimulierung mit β-adrenergen Agonisten erhalten. Abb. 25 zeigt eine schematische Darstellung des β-adrenergen Rezeptor-Effektor-Systems, von dem alle drei Komponenten solubilisiert und in aktiver Form isoliert werden konnten.

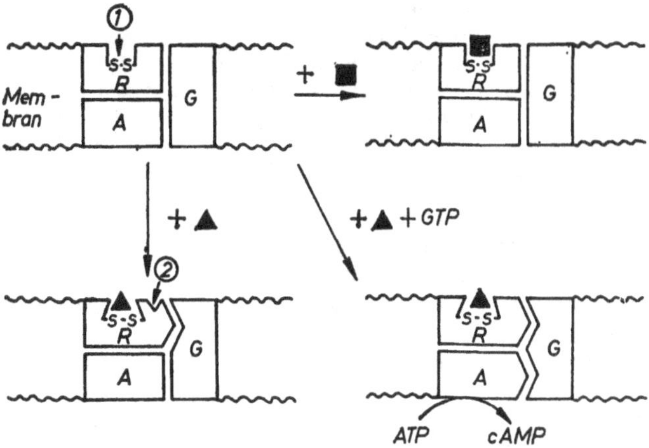

Abb. 25. Schematische Darstellung des β-adrenergen Rezeptor-Effektor-Systems.

R = Rezeptor, A = Adenylat-Cyclase, G = G-Protein, ■ = Antagonist, ▲ = Agonist
① = Disulfidbrücke, die nach Reduktion mit Dithiothreitol zur Inaktivierung von R führt;
② = Mit N-Ethylmaleimid alkylierbare Gruppe, die erst nach Bindung des Agonisten (Konformationsänderung von R?) frei wird

Nach den gegenwärtigen Vorstellungen handelt es sich bei dem Adenylat-Cyclase-System um eine assoziierende/dissoziierende Kopplungseinheit, die zumindest aus zwei Komponenten besteht:

- einer *regulatorischen Komponente*, dem Guanylnucleotid-bindenden Protein (G-Protein) und
- einer *katalytischen Komponente*, der eigentlichen Adenylat-Cyclase.

Das G-Protein besitzt GTPase-Aktivität und katalysiert die Umsetzung GTP $\rightleftharpoons$ GDP + P.

Die GDP-Form der Adenylat-Cyclase ist inaktiv, die GTP-Form dagegen aktiv. GTP ist also für die Adenylat-Cyclase-Aktivität essentiell.

Am Beispiel des β-adrenergen Rezeptors konnte zuerst gezeigt werden, daß Rezeptor (erkennender Teil) und die Komponenten des Effektorsystems relativ unabhängig voneinander in der Membran vorliegende mobile Membranproteine sind. Der Rezeptor eines Zelltyps wurde mit dem heterologen Adenylat-Cyclase-System eines anderen Zelltyps durch Fusion zu Hybridzellen mit funktionierendem Rezeptor-Effektor-System vereinigt. Außer diesen Zellfusionsexperimenten gibt es auch genetische (Untersuchungen Adenylat-Cyclase-freier Mutanten) und biochemische Beweise für die Trennung von Rezeptor und Effektor bei den zellmembrangebundenen Rezeptor-Effektor-Systemen.

Neben dem erwähnten GTP-Regulator-Protein, das die Adenylat-Cyclase aktiviert (N_s), gibt es noch einen Typ, der zu einer *Hemmung der Adenylat-Cyclase* führt (N_i). Dieses GTP-Regulator-Protein ist an andere Rezeptor-Subtypen gekoppelt, durch deren Stimulierung die intrazelluläre cAMP-Konzentration sinkt. Eine Rezeptor-vermittelte Hemmung der Adenylat-Cyclase ist für Acetylcholin (muscarinartiger Rezeptor), α_2-Adrenomimetika, Dopamin (D_2-Rezeptoren), Adenosin und die Opiate beschrieben worden.

Während vom Adenylat-Cyclase-System bereits recht detaillierte Kenntnisse über Struktur, Funktion und Zusammenwirken der einzelnen Komponenten vorliegen, sind die Informationen über das *Calcium-Signal-System* (Calcium-Transport-System) noch sehr lückenhaft. Die Stimulierung von Hormon-Rezeptoren (muscarinartiger Acetylcholin-Rezeptor, α_1-Adreno-, Histamin-H_1-, Serotonin(5-HT_1)-Rezeptor sowie die Rezeptoren für Substanz P, Pancreozymin, Angiotensin, Vasopressin, Thyrotropin und Parathyrin), aber auch die Stimulierung von Mastzellen durch Lectine oder Thrombozyten durch Thrombin oder andere Stimulantien führen zu einer Erhöhung der intrazellulären Ca^{2+}-Konzentration und, wie bereits länger bekannt war, zu einer Aktivierung des Phosphatidylinositol-Stoffwechsels (sog. *PI-Antwort*). Die Hypothese einer Rezeptor-vermittelten PI-Antwort, die an ein intrazelluläres Calcium-Signal gekoppelt ist, geht auf MICHELL zurück. Bei der PI-Antwort wird die Phospholipase C aktiviert, die Phosphatidylinositol (PI) zu Diacylglycerol (DG) und Inositol-1,2-cyclophosphat spaltet:

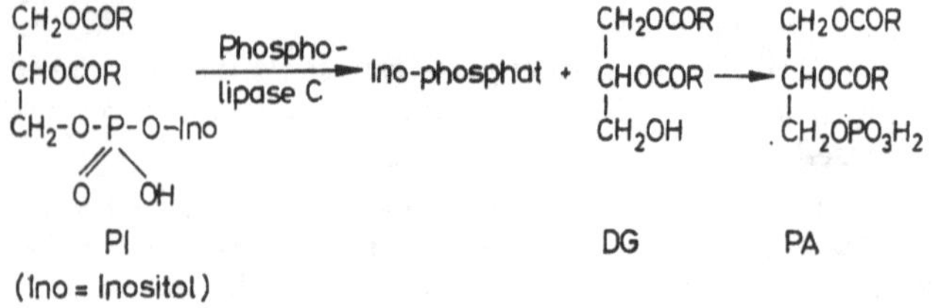

Beide Bausteine werden wieder zur Resynthese genutzt. Aus dem Diacylglycerol wird durch schnelle Phosphorylierung Phosphatidsäure (PA) gebildet. Noch ist unklar, wie PI-Metabolismus und „Calcium-Kanäle" miteinander gekoppelt sind (vgl. Abb. 26). Diskutiert werden ein integrales Membranprotein, das nach Rezeptor-Stimulierung aktiviert wird, sowie eine mögliche Rolle der bei der PI-Antwort gebildeten Phosphatidsäure als Ca^{2+}-Carrier. In

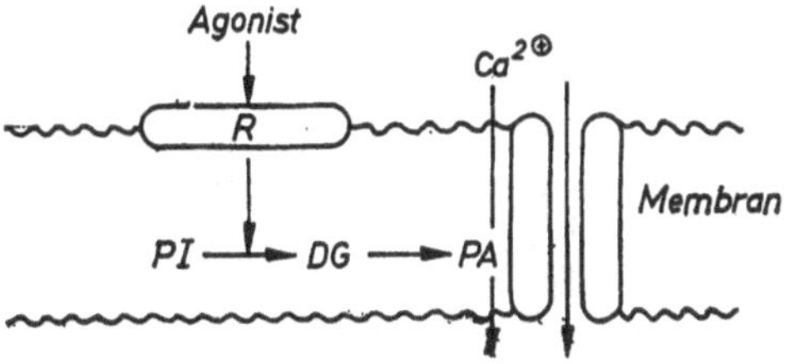

Abb. 26. Schematische Darstellung von Rezeptoren (R), deren Stimulierung Phosphatidylinositolantwort und Erhöhung der intrazellulären Ca^{2+}-Konzentration bewirkt (PI = Phosphatidylinositol; DG = Diacylglycerol; PA = Phosphatidsäure)

in vitro-Systemen wirkt Phosphatidsäure als Ca^{2+}-Carrier. Bei den meisten Agonisten ist die Erhöhung der intrazellulären Calcium-Konzentration mit einer Erhöhung der cGMP-Konzentration verbunden. Die Guanylat-Cyclase ist Ca^{2+}-abhängig, so daß eine indirekte Aktivierung möglich ist. Die Rolle der Guanylat-Cyclase als möglichem Effektorsystem ist jedoch weitgehend unklar.

6.2.2.2. *Wirkung der second messenger auf biochemische Prozesse im Inneren der Zelle*

Die second messenger reagieren in der Zelle mit spezifischen Rezeptorproteinen. Dadurch werden direkt oder nach Folgereaktionen Funktionsänderungen an Proteinen, insbesondere Enzymen, ausgelöst. Eine wesentliche Rolle unter den durch second messenger beeinflußten intrazellulären Regulationssystemen spielt die *Phosphorylierung* ⇌ *Dephosphorylierung* von Proteinen (s. S. 160).
Die Proteinkinasen katalysieren die kovalente Phosphorylierung von zahlreichen Proteinen, u. a. von kontraktilen Proteinen, der Tyrosin-Hydroxylase, von Enzymen des Kohlenhydratstoffwechsels und der Proteinsynthese. Die Phosphorylierung erfolgt an

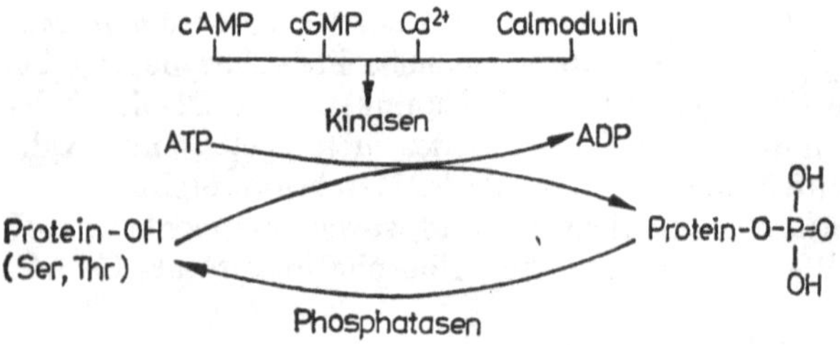

Serin- und Threonin-, evtl. auch an Histidin- und Tyrosinresten. Es wird angenommen, daß die reversible Phosphorylierung ⇌ Dephosphorylierung zu Konformationsänderungen des Proteins führt, die Aktivitätsänderungen veranlassen. Die Proteinkinasen sind cAMP-, seltener cGMP-abhängig. Innerhalb der Cyclonucleotid-unabhängigen Proteinphosphorylierung gibt es eine Ca^{2+}- und Calmodulin-abhängige Proteinphosphorylierung. Indirekt über eine *de novo*-Proteinsynthese wirken auch die Steroidhormone auf die Proteinphosphorylierung ein.

Die aufeinanderfolgenden Prozesse

Stimulierung der Adenylat-Cyclase → Bildung von cAMP → Aktivierung von Kinasen → Aktivierung weiterer Enzyme durch Phosphorylierung führen zu der bereits auf den S. 13 und 87 erwähnten kaskadenförmigen Verstärkung des ursprünglich nur von wenigen Hormonmolekülen ausgelösten input-Signals.

Von regulatorischer Bedeutung ist ferner die *intrazelluläre Calciumionen-Konzentration.* Calciumionen können direkt (z. B. Phospholipase A_2) oder indirekt nach Bindung an Proteine Proteinaktivitäten beeinflussen. Innerhalb der Ca^{2+}-bindenden Proteine hat das ***calciumabhängige Regulatorprotein*** (*Calmodulin*) eine herausragende Bedeutung. Calmodulin wirkt als multifunktioneller Enzymregulator:

$$n\,Ca^{2+} + \text{Calmodulin} \rightleftharpoons n\,Ca^{2+} \cdot \text{Calmodulin}$$

$$n\,Ca^{2+} \cdot \text{Calmodulin} + \underset{\text{(inaktiv)}}{\text{Enzym}} \rightleftharpoons \underset{\text{(aktiv)}}{n\,Ca^{2+} \cdot \text{Calmodulin} \cdot \text{Enzym}}$$

Zu den Calmodulin-regulierenden Proteinen gehören neben den schon erwähnten Kinasen auch Enzyme, die die Cyclonucleotid-Konzentration beeinflussen, wie die cAMP- und cGMP-Phosphodiesterase und die Guanylat-Cyclase. Damit ist Calmodulin ein Kupplungsfaktor zwischen den second messengers cAMP und Ca^{2+}.

Pharmaka können auch direkt am Calmodulin angreifen. Neuroleptisch wirkende Phenothiazine (z. B. Chlorpromazin, Trifluperazin) hemmen die Calmodulin-Wirkung, nicht jedoch Neuroleptika anderer Struktur (z. B. Butyrophenone).

Auch Methylierungen scheinen bei der intrazellulären Informationsübertragung eine Rolle zu spielen, ohne daß hier der molekulare Zusammenhang mit der Rezeptorstimulierung bekannt ist. Die durch S-Adenosyl-L-methionin-abhängige Methyltransferasen katalysierte Methylierung von Biopolymeren (Carboxymethylierung von Proteinen, Methylierung von RNS-Basen) oder Phospholipiden (Phosphatidylethanolamin → Phosphatidylcholin) scheint einen allgemeinen Mechanismus für die Regulation der Aktivität von Biopolymeren darzustellen. Eine Phospholipid-Methylierung tritt z. B. nach der Stimulierung des β-adrenergen Rezeptors oder der Aktivierung von Mastzellen oder Lymphozyten auf. Durch den Übergang von Phosphatidylethanolamin in Phosphatidylcholin kommt es zu einer drastischen Erhöhung der Membranfluidität und damit zu einer Beeinflussung der Ligand-Rezeptor- und Rezeptor-Effektor-Wechselwirkung.

6.3. *Beeinflussung der Membranpermeabilität*

Für die Existenz der Organismen ist der Stoffaustausch zwischen den Organen, den Zellen, zwischen Zelle und Extrazellularraum von essentieller Bedeutung. Dabei muß die Zellmembran als lipophile Barriere sowohl von lipophilen als auch von hydrophilen Stoffen überwunden werden. Im wesentlichen können die folgenden Transportformen unterschieden werden:

1. die *freie Diffusion* durch die Lipidmatrix,
2. der *Durchtritt durch Poren oder Kanäle* und
3. die *Beteiligung von beweglichen Transportsystemen* (*Carrier*), die den Transport vermitteln.

Eine weitere Möglichkeit stellt die *Exo-* oder *Endocytose*, das Durchdringen der Membran in Form von Vesikeln dar, auf die hier nicht näher eingegangen werden soll. Für die freie Diffusion ist eine bestimmte Löslichkeit des Stoffes in der lipophilen Phase erforderlich. Sie kommt also nur für lipophile Stoffe in Frage. Die am Transport von essentiellen Ionen (Na^+, K^+, Ca^{2+}, H^+, Cl^-) und hydrophilen Verbindungen (Zucker, Aminosäuren, kurzkettige Carbonsäuren) beteiligten Transportsysteme der biologischen Membran (Kanäle oder Carrier) sind außerordentlich selektiv[1]), die Carriersysteme sättigbar. Obwohl insbesondere die Carriersysteme bisher nur unzureichend chemisch und biochemisch charakterisiert worden sind, kann davon ausgegangen werden, daß es sich bei den Transportsystemen um Proteine handelt. Der Carrier- oder Kanal-vermittelte selektive Transport von Elektrolyten oder Nichtelektrolyten durch die biologische Membran kann sowohl in Richtung eines Konzentrationsgefälles als auch entgegen einem Konzentrationsgefälle erfolgen. Beim ersten Fall handelt es sich wie bei der freien Diffusion um einen *passiven* Transport, der auf Grund der Beteiligung selektiver Transportsysteme auch als *erleichterter* Transport bezeichnet wird. Der Transport entgegen einem Konzentrationsgefälle ist dagegen nur unter Energieverbrauch möglich. Bei diesem *aktiven* Transport ist der Fluß an eine chemische Reaktion gekoppelt, die die Energie liefert. Die meisten Informationen liegen über den aktiven Na^+/K^+-Transport (Natriumpumpe) der Zellmembran, den aktiven H^+-Transport der Mitochondrienmembran und den Ca^{2+}-Transport des endoplasmatischen Retikulums der Muskelfaser vor. Der Transport durch die Zellmembran dient nicht nur dem einfachen Stoffaustausch zwischen Zelle und Extrazellularraum, sondern spielt darüber hinaus auch eine wesentliche Rolle bei der Informationsübertragung innerhalb des Organismus. Um den Angriffspunkt einiger Wirkstoffgruppen besser diskutieren zu können, ist eine kurze elektrophysiologische Betrachtung erforderlich.

Die ungleiche Verteilung der Ionen, insbesondere der Kalium- und Natriumionen, an der Innen- und Außenseite der Membran führt zum Auftreten einer Potentialdifferenz, dem Membran- oder Ruhepotential, das bei allen Zelltypen auftritt. Gegenüber außen beträgt dieses Ruhepotential zwischen −20 bis −200 mV, bei Nervenzellen −50 bis − 60mV. In den Zellmembranen der elektrisch erregbaren Zellen (Nervenzellen, Muskelzellen, sekretorische Zellen) ist neben den in Abb. 27 schematisch dargestellten Ionenbewegungen, die zur Aufrechterhaltung des Ruhepotentials führen, noch eine weitere Art der Ionenbewegung charakteristisch. Bei diesen Membranen kommt es z. B. nach einer Zuführung von Kationen in das Zellinnere zunächst zu einer Depolarisation (Verminderung der Potentialdifferenz). Das Membranpotential schlägt aber dann sprunghaft bis zu positiven Werten um, ehe das Ruhepotential wieder durch die in Abb. 27 dargestellten Prozesse aufgebaut ist.

---

[1]) Verschiedene Transporte können selektiv gehemmt werden, so der Transport von Na^+ durch Tetrodotoxin, von K^+ durch Tetraethylammonium, von Ca^{2+} durch Verapamil („Ca-Antagonist") und von Zuckern durch Phloretin.

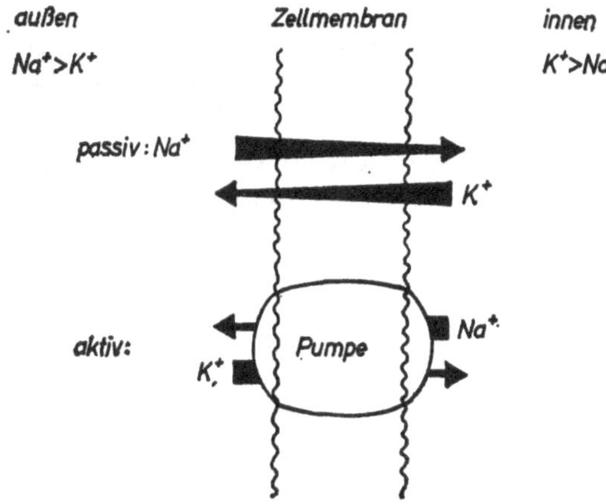

Abb. 27. Schematische Darstellung des passiven und aktiven Na^+/K^+-Transports durch die Zellmembran zur Aufrechterhaltung eines bestimmten Ruhepotentials

Das Aktionspotential breitet sich in der Membran der Nervenzelle aus und ermöglicht so die nervale Informationsweitergabe. Dieses nur eine Millisekunde andauernde Aktionspotential wird durch kurzzeitige Veränderung der passiven Ionenpermeabilität hervorgerufen, die durch das Öffnen der an den nicotinartigen Acetylcholin-Rezeptor gekoppelten Natriumkanäle bedingt ist.

Pharmaka können nun in unterschiedlicher Weise diese Transportvorgänge der biologischen Membran beeinflussen. Eine kleine Gruppe von Pharmaka, ihrer Wirkung nach handelt es sich um Antibiotika, wirkt selbst als Kanalbildner oder Carrier. Diese Wirkstoffe entfalten ihre Wirkung deshalb bereits an proteinfreien Modellmembranen. Die Untersuchung der *ionophoren Antibiotika* hat wesentlich zum Verständnis des Kanal- oder Carrier-Mechanismus beigetragen. Auf diese Wirkstoffe wird in 6.3.1. eingegangen. Pharmaka können ferner die Ausbildung des Aktionspotentials (vgl. 6.3.2.) sowie den aktiven Transport (vgl. 6.3.3.) beeinflussen. Dabei soll im wesentlichen nur auf Wirkstoffe eingegangen werden, die therapeutisch anwendbar sind.

Bereits an anderen Stellen (s. 6.2.2.) wurde darauf hingewiesen, daß auch im Zusammenhang mit der Stimulierung membrangebundener Rezeptoren der Stoffaustausch beeinflußt wird. Das tritt z. B. bei Rezeptoren ein, bei denen nach Stimulierung in noch ungeklärter Weise die intrazelluläre Ca^{2+}-Konzentration ansteigt. Auch die rezeptorvermittelte Aktivierung der Adenylat-Cyclase führt zu veränderten Bedingungen für den Ionentransport durch die Membran. Insulin erhöht den Hexose- und Aminosäure-Transport.

In vielen Fällen erlauben die Befunde noch keine eindeutige Aussage über den Wirkungsmechanismus. So sollen die Calcium-Antagonisten (z. B. Verapamil und Nifedipin) den transmembranären Ca^{2+}-Einstrom in Zellen kontraktiler Systeme verringern und damit die Aktivität der ATP-verbrauchenden Ca^{2+}-abhängigen Myofibrillen-ATPase hemmen. Diskutiert wird jedoch auch eine Beeinflussung der Bindung von Ca^{2+} an intrazellulären Pools. Antiallergika vom Typ des Cromoglycats verhindern, evtl. über einen Angriff an „Calcium-Kanälen", die Histamin-Ausschüttung.

6.3.1. *Pharmaka mit Wirkung auf proteinfreie Membranen*

Die ionophoren Antibiotika führen zu einer drastischen Erhöhung der Ionenpermeabilität an biologischen Membranen und proteinfreien Modellmembranen. Die Verbindungen sind jedoch durch die zu geringe Wirkungsspezifität und die zu große Toxizität für einen therapeutischen Einsatz ungeeignet. Zu den ionophoren Antibiotika gehören sowohl cyclische Verbindungen, darunter Depsipeptide (Valinomycin, Enniatin, Monamycin), Peptide (Antamanid) und Makrolidester (Antibiotika der Actinreihe), als auch acyclische Verbindungen, darunter Peptide (Gramicidine, Alamethicin) und Polyester (Nigericin-Antibiotika, X537A). Inzwischen sind auch zahlreiche synthetische Ionophore, vor allem auf der Basis von Kronenethern und Krakenverbindungen, entwickelt worden. Die Ionophoren (Pressman), auch bezeichnet als membranaktive Komplexone (Ovchinnikov), bilden hydrophile Hohlräume, die auf Grund ihrer Größe die bevorzugte Bindung bestimmter Ionen ermöglichen. Offenkettige Verbindungen wickeln sich dabei wie ein Pseudocyclus um das Ion. Als Liganden von Kationen dienen Sauerstoffatome in Form von Ester-, Amid-, Carboxyl-, Carbonyl- oder Ethergruppen. Die lipophilen Reste der Ionophoren ordnen sich an der Oberfläche an, so daß die Komplexe in organischen Lösungsmitteln löslich sind. Die meisten ionophoren Antibiotika binden bevorzugt K^+. Monensin (Antibiotikum der Nigericin-Reihe) bevorzugt Na^+ vor K^+. Von besonderem Interesse sind wegen ihrer potentiellen cardiotonischen Wirkung Ca^{2+}-selektive Ionophore, zu denen die Antibiotika X537A und A23187 gehören. Experimentell werden diese Calcium-Ionophore zur Erhöhung der intrazellulären Ca^{2+}-Konzentration (vgl. dazu S. 160) eingesetzt. Auf diese Weise gelingt z. B. die angenäherte Simulierung der Mastzellenaktivierung bei anaphylaktischen Reaktionen, die zur Exocytose und damit zur Histaminfreisetzung führt. Auch hypoglykämisch wirkenden Sulfonamiden (Sulfonylharnstoffe) wird eine Ca^{2+}-ionophorische Aktivität, die in Zusammenhang mit der insulinotropen Wirkung stehen soll, zugeschrieben.

Auf Grund von Untersuchungen an Modellmembranen nimmt man an, daß Valinomycin, Enniatin sowie die Antibiotika der Actinreihe als mobile Carrier wirken, während Gramicidin A und Alamethicin als Porenbildner wirken sollen. Die Transportrate der Porenbildner, auch als quasi-Ionophore bezeichnet, ist größer als die der mobilen Carrier.

Auch die *Polyen-Antibiotika* wirken bereits an der proteinfreien Membran. Wesentlich für die Aufklärung des Wirkungsmechanismus war die Beobachtung, daß diese Antibiotika das Wachstum von Bakterien nicht beeinflussen, jedoch stark toxisch für Pilze waren. Im Unterschied zu den Zellen der Pilze und der Tiere enthalten die Bakterien keine Sterole in der Plasmamembran. Zur Aufklärung des Zusammenhanges zwischen der Wirkung der Polyen-Antibiotika und dem Sterolgehalt der Targetmembran haben besonders Untersuchungen an Mycoplasma (Acholeplasma) laidlawii beigetragen. Diese Bakterien können keine Sterole synthetisieren, sind aber in der Lage, exogen zugeführtes Cholesterol in ihre Plasmamembran einzubauen. Nur die in Gegenwart von Cholesterol aufgewachsenen Bakterien waren empfindlich gegenüber Polyen-Antibiotika. Für Amphotericin B und ähnlich auch für Nystatin, beide Vertreter der Polyen-Antibiotika mit größerem Ring, werden ringförmige Komplexe der Struktur A_8C_8 (A = Antibiotikum; C = Cholesterol) angegeben, bei denen die hydrophilen Gruppen des Antibiotikums (Zuckerrest, Hydroxygruppen) nach innen gerichtet sind und den hydrophilen Kanal bilden, während die Wechselwirkung mit dem Cholesterol über den hydrophoben Teil des Moleküls (Polyenrest) erfolgt. Zwei solcher Komplexe sollen sich dann in der Membran zu einer Pore von ca. 0,8 nm Durchmesser zusammenlagern. Die kleineren Polyen-Antibiotika (z. B. Filipin) besitzen keine hydrophilen Gruppen. Sie bilden Cholesterol-Aggregate, die zum Auseinanderbrechen der Membran führen.

6.3.2. *Angriffe am nicotinartigen Acetylcholin-Rezeptor*

Eine natürliche Auslösung des Aktionspotentials erfolgt durch Stimulierung des nicotinartigen Acetylcholin-Rezeptors. Bei diesem Rezeptor ist der Effektor ein Ionenkanal. Die spezifische Wechselwirkung des Acetylcholins mit den postsynaptischen Rezeptoren der Effektorzelle (Nervenzelle, Muskelzelle) führt zu einer drastischen Erhöhung der Durchlässigkeit der Membran für Natriumionen. Die Natriumkanäle werden durch Acetylcholin bei 20 °C etwa 1 ms lang geöffnet. Jeder Kanal kann innerhalb dieser Zeit ca. 12000 Natriumionen in die Zelle eindringen lassen. Die Agonisten Carbachol und Acetylthiocholin öffnen die Kanäle kürzere Zeit (schnellere Dissoziation des Wirkstoff-Rezeptor-Komplexes), Suberyldicholin länger. Acetylcholin wird sehr schnell durch die ebenfalls in der postsynaptischen Membran vorkommende Acetylcholinesterase wieder entfernt.

Die biochemische Charakterisierung des nicotinartigen Acetylcholin-Rezeptors geht im wesentlichen auf Arbeiten der Arbeitskreise um Changeux und Heilbronn zurück. Für die Präparation wurden die elektrischen Organe des Zitterrochens (Torpedo) oder Zitteraals (Electrophorus) herangezogen, wo die Rezeptoren eine extrem hohe Packungsdichte besitzen (S. 22). Der Acetylcholin-Rezeptor ist ein aus mehreren Untereinheiten bestehendes Membranprotein. Der Rezeptor von Torpedo enthält 5 Polypeptidketten: 2 α-Ketten (Molmasse 40000) sowie 3 homologe Ketten (β: 50000; γ: 60000; δ: 65000). Die Erkennungsstellen für Agonisten und Antagonisten sollen an den α-Ketten liegen. Nach Zugabe von Phospholipiden gelang die Rekonstitution funktionstüchtiger Vesikel.

Die meisten Ergebnisse (Einwirkung von Agonisten und Antagonisten) lassen sich mit dem Vorliegen mehrerer Zustandsformen des Rezeptors erklären (Abb. 28). Im aktiven *R*-Zustand (vgl. dazu S. 104) ist der Ionenkanal geöffnet, die Ionen können die Membran passieren, im inaktiven *T*-Zustand ist er geschlossen. Agonisten wie Acetylcholin binden an die R-Form, wodurch das Gleichgewicht auf die Seite des geöffneten Kanals verschoben wird. Antagonisten wie die Curarealkaloide stabilisieren den geschlossenen Zustand des Ionenkanals. In Abwesenheit eines Agonisten dominiert die T-Form. Geschlossener und geöffneter Kanal entsprechen verschiedenen Konformationszuständen des Rezeptors.

Zur Erklärung der Erscheinung, daß trotz vorhandener hoher Konzentration von Agonisten mit der Zeit ein Abklingen der Wirkung (Desensibilisierung), d. h. eine geringere Öffnung des Ionenkanals eintritt, wurde das Zwei-Zustands-Modell noch erweitert (Abb. 28). Es wird angenommen, daß unter der Einwirkung des Agonisten ein langsamer Konformationsübergang des Rezeptors in einen dritten Zustand erfolgt, bei dem der Ionenkanal geschlossen bleibt.

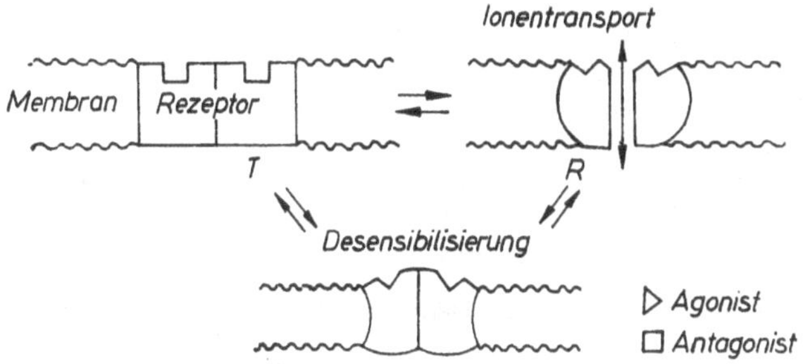

Abb. 28. Schematische Darstellung eines erweiterten Zwei-Zustands-Modells des nicotinartigen Acetylcholin-Rezeptors (T = T-Form; R = R-Form)

Wirkstoffe können sowohl am Acetylcholin-erkennenden Teil des Rezeptors als auch am Ionenkanal angreifen. Ein praktisch irreversibler Hemmer des erkennenden Teils ist das Schlangengift α-Bungarotoxin. Spezifisch am Ionenkanal (sowohl offen als auch geschlossen) greifen die Histrionicotoxine der Frösche sowie das Halluzinogen Phencyclidin an.

Der Natriumkanal wird direkt oder indirekt als Angriffspunkt für Inhalationsnarkotika (general anaesthetics), Lokalanaesthetika, Antiarrhythmika und Antikonvulsiva diskutiert. Bei den *Inhalationsnarkotika* gehen die meisten Theorien zur Erklärung des Wirkungsmechanismus von einer strukturellen Veränderung der Zellmembran der Nervenzelle aus. Meyer und Overton wiesen bereits um die Jahrhundertwende auf die ausgezeichnete Korrelation zwischen Lipidlöslichkeit und narkotischer Wirkung hin. Die Untersuchungen zum Wirkungsmechanismus der Inhalationsnarkotika konzentrieren sich deshalb auf die Wechselwirkungen mit dem Lipidanteil der biologischen Membran. Inhalationsnarkotika rufen auch in klinisch relevanten Konzentrationen an Modellmembranen eine Erhöhung der Fluidität durch Erniedrigung der Phasenübergangstemperatur sowie eine Membranexpansion hervor. Sie beeinflussen ferner den Anteil an Nichtbilayer-Strukturen in Bilayer-Membranen. Da aus anderen Untersuchungen bekannt ist, daß die biologische Aktivität von Membranproteinen vom physikalischen Zustand der sie umgebenden Phospholipide abhängt, gehen die meisten Modelle zur Erklärung des Wirkungsmechanismus der Inhalationsnarkotika von einer über die Phospholipide erfolgenden indirekten Beeinflussung des Natriumkanals aus. Aus biophysikalischen Untersuchungen geht hervor, daß Inhalationsnarkotika und Lokalanaesthetika den inaktiven Zustand des geschlossenen Kanals stabilisieren. Bei den meisten Lokalanaesthetika kommt als weitere wirkungsauslösende Wechselwirkung die' Verdrängung von Calciumionen von der Membranoberfläche hinzu. Calciumionen spielen eine wesentliche Rolle bei der Erzeugung des Aktionspotentials. Lokalanaesthetika wirken außerdem antiarrhythmisch.

Auch andere Antiarrhythmika lösen direkte Membraneffekte aus. So kommt es durch Procainamid, Disopyramid, Ajmalin, Chinidin, Propafenon u. a. zu einer Hemmung der Leitfähigkeit der Membran für Natriumionen. Phenobarbital blockiert vorzugsweise die inaktiven Natriumkanäle. Beim Phenytoin stehen Membraneffekte ebenfalls eindeutig im Vordergrund. Neben einer Reduzierung offener Ionenkanäle (Na^+/K^+, aber auch Ca^{2+}, Cl^-) wird auch der aktive Na^+/K^+-Transport des ZNS beeinflußt.

6.3.3. Beeinflussung des aktiven Transports

Zu den bisher bekannten Wirkungsmechanismen, die auf einer Beeinflussung aktiver Transportsysteme beruhen, gehört insbesondere die Hemmung des Na^+/K^+-Transportsystem der Zellmembran durch die herzwirksamen Glycoside. Dieses Transportsystem konnte isoliert und biochemisch als ATPase charakterisiert werden. Der aktive Transport von Na^+ von innen nach außen und K^+ von außen nach innen, der 'an eine ATP-Hydrolyse (ATP $\rightarrow$ ADP + P) als Energielieferant gekoppelt ist, läßt sich schematisch wie folgt darstellen:

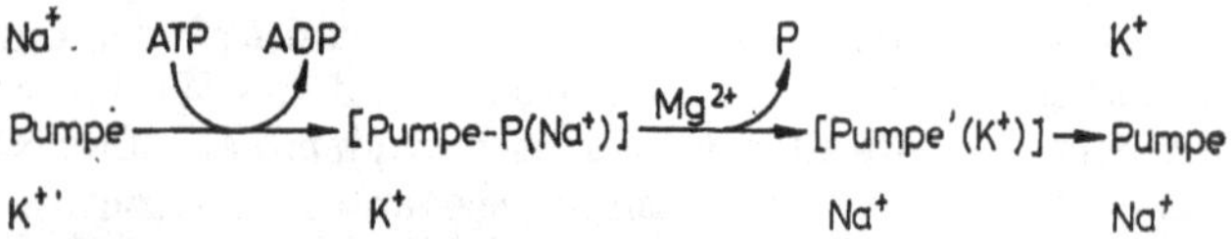

Die (Na^+/K^+)-ATPase enthält zwei verschiedene Polypeptidketten (α, β). Das integrale Protein wird an der Zytoplasmaseite der Membran durch ATP phosphoryliert (Phosphorylierungs-Dephosphorylierungs-Prozeß). An der äußeren Seite der Zellmembran befinden sich die Bindungsstellen der herzwirksamen Glycoside (z. B. Ouabain = g-Strophanthin), die dieses Enzym spezifisch hemmen. Dadurch wird die intrazelluläre Na^{+}-Konzentration erhöht, wodurch es über das Na^{+}/Ca^{2+}-Austauschsystem (BAKER-Pumpe) zu einer Erhöhung der intrazellulären Ca^{2+}-Konzentration und damit zu einer verbesserten Kontraktionsleistung des Herzmuskels kommt.

6.4. Beeinflussung der Nucleinsäure- und Proteinsynthese

Das Gemeinsame der Nucleinsäure- und Proteinsynthese ist die Übertragung der in den Genen der Chromosomen gespeicherten Information von der DNS über die RNS auf die Proteine als den universellen Funktionsträgern der Zellen. Die wesentlichen Schritte der Nucleinsäure- und Proteinsynthese und deren Bezeichnung können der Tab. 16 entnommen werden. Eingriffe in die Biosynthese dieser Biopolymere bzw. ihrer Bausteine im Sinne einer Hemmung sind Grundlage des molekularen Wirkungsmechanismus zahlreicher Chemotherapeutika (bakterielle Chemotherapeutika, Virostatika, Krebschemotherapeutika) und Immunsuppressiva. Daneben sind Wirkstoffe mit Angriffspunkt an den Matrizen auch von wesentlicher toxikologischer Bedeutung als mögliche Mutagene, Teratogene und Cancerogene. Molekulare Angriffspunkte dieser Wirkstoffe sind

— *Nucleinsäuren*
  Desoxyribonucleinsäuren (DNS), funktionell als Matrizen für die Biosynthese der DNS (Replikation) und der RNS (Transkription);
  Ribonucleinsäure (RNS), funktionell als Matrize für die Proteinsynthese (mRNS, Translation) sowie als Carrier für die Aminoacyl- und Peptidylreste während der Proteinsynthese (tRNS);
— *Proteine*, funktionell als
  Enzyme, u. a. DNS-abhängige DNS- oder RNS-Polymerasen bei der Nucleinsäure-Synthese, spezifische Aminoacyl-tRNS-Ligasen bei der Proteinsynthese und
  ribosomale Proteine, die funktionell als Initiations-(IF-n), Elongations-(EF-x) oder Terminations-Faktoren (RF-n, RRF = ribosome release factor) bezeichnet werden und

für das komplexe Zusammenwirken in den Ribosomen während der einzelnen Schritte der Proteinsynthese verantwortlich sind.

Im allgemeinen läßt sich sagen, daß die an den Nucleinsäuren angreifenden Wirkstoffe (vgl. 6.4.1. und 6.4.2.) eine geringe Spezifität und Selektivität aufweisen. Entscheidend für eine bevorzugte Schädigung bestimmter Zellen ist eine erhöhte Syntheserate, d. h. stärkere Proliferation. Diese Verbindungen differenzieren deshalb auch im allgemeinen nicht zwischen prokaryotischen und eukaryotischen Zellen und in Säugetieren nicht zwischen den verschiedenen stark proliferierenden Zelltypen (Krebszellen, immunkompetente Zellen, Keimdrüsen). Eine Selektion zwischen Prokaryonten und Eukaryonten wurde jedoch bei Verbindungen beobachtet, die vorzugsweise an den Proteinen angreifen. Eine selektive Schädigung von Prokaryonten (Bakterien) basiert z. B. auf Unterschieden in der Struktur der Ribosomen von Pro- und Eukaryonten (S. 135). Die Angriffspunkte einiger Antibiotika sind in Tab. 16 aufgeführt. Bis auf das Puromycin greifen die genannten Antibiotika selektiv an den Ribosomen der Prokaryonten an.

Die Tetracycline hemmen die Bindung der Aminoacyl-tRNS an die spezifische Akzeptorstelle des Ribosoms. An der Bindung des Streptomycins sind die ribosomalen Proteine S3 und S5 beteiligt. In Streptomycin-resistenten Keimen ist das Protein S12 verändert. Chloramphenicol greift am Protein L16 an. Der Wirkungsmechanismus des Puromycins ist näher bekannt. Puromycin (**10**, R=H) wird anstelle des 3'-Terminus der Aminoacyl-tRNS (**11**, R=H) gebunden und dient als Akzeptor für den zu verlängernden Peptidylrest. Das gebildete Peptidyl-Puromycin (**10**, R = Peptidyl) kann dann aber als Amid nicht wie das sonst gebildete Peptidyl-tRNS (**11**, R = Peptidyl) durch die Peptidyltransferase gespalten werden.

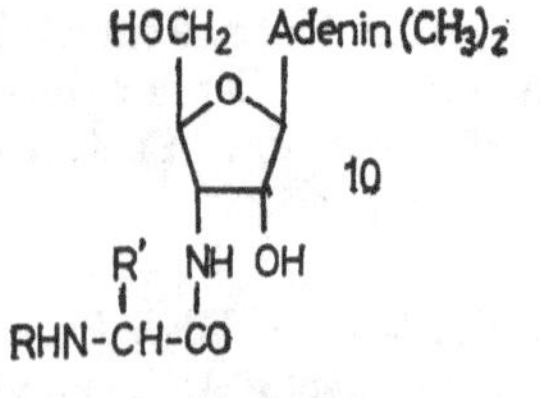

10

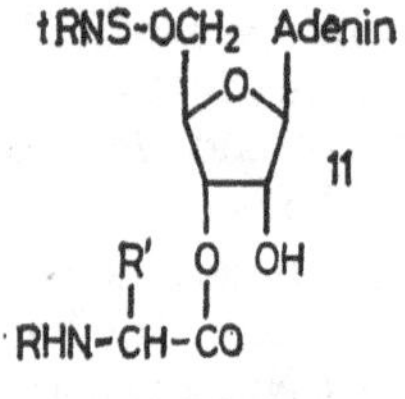

11

Komplizierte Verhältnisse liegen bei den DNS-abhängigen Nucleinsäure-Polymerasen vor, die sowohl durch Antimetabolite, also Substratanaloga, als auch durch Matrizen-inaktivierende Substanzen (z. B. Actinomycin, Adriamycin, s. 6.4.1.), die die Anla-

Tabelle 16

An der Informationsübertragung DNS → RNS → Protein angreifende Antibiotika

Biochemischer Prozeß	Charakterisierung	Ort	Hemmung durch
Replikation	DNS-Synthese (Verdopplung)	Chromosomen	Nalidixinsäure, Mitomycin, Bleomycin
Transkription	RNS-Synthese mit DNS als Matrix	Chromosomen	Rifamycin, Actinomycin, Daunomycin, Mitramycin
Translation	Proteinsynthese mit mRNS als Matrix	Ribosomen[a])	
Initiation	Start der Proteinsynthese		Streptomycin, Neomycin
Elongationscyclus	Bindung der Aminoacyl-tRNS an den mRNS-Komplex durch Codon-Anticodon-Wechselwirkung,		Neomycin, Tetracycline
	Übertragung des Aminosäurerestes auf den Peptidrest durch Peptidyltransferase (Transpeptidierung),		Neomycin, Puromycin, Chloramphenicol, Kanamycin, Erythromycin
	Translokation: Bewegung des Ribosoms an der mRNS um 1 Codon		Neomycin, Viomycin, Kanamycin, Paromomycin, Gentamycin, Cycloheximid, Fusidinsäure
Termination	Abbruch der Proteinsynthese		Erythromycin, Streptomycin, Puromycin

[a]) Aus Tab. 11 ist ersichtlich, an welcher Untereinheit der bakteriellen Ribosomen der Angriff erfolgt.

gerung des Enzyms an die Matrize verhindern, gehemmt werden. Eine Beeinflussung der Nucleinsäure- und Proteinsynthese erfolgt auch durch eine Hemmung der Biosynthese der Bausteine dieser Biopolymeren (Hemmung der Aminosäure- oder Nucleotidsynthesen, vgl. Enzyminhibitoren, S. 137). Eine besondere Form der Beeinflussung der Proteinsynthese liegt bei den Wirkstoffen vor, die von den synthetisierenden Enzymen noch als Substrate erkannt und in die Biopolymere inkorporiert werden (Tab. 17). Durch die Inkorporierung kommt es zu einer Beeinträchtigung der Funktion des Biopolymers. Die meisten Antimetabolite besitzen mehrere Angriffspunkte (vgl. Tabn. 16 und 17).

Tabelle 17
Inkorporierung von Antimetaboliten in körpereigene Moleküle

Antimetabolit	Inkorporierung in
p-Fluorphenylalanin	Proteine
5-Bromuracil	DNS
5-Fluoruracil	RNS, virale DNS
5-Ioddesoxyuridin (Idoxuridin)	RNS, virale DNS
Cytosinarabinosid (Cytarabin)	DNS, RNS
8-Azaguanin	RNS
Cordycepin, Psicofuranin	RNS, DNS
2-Thiouracil	RNS
2-Aminopurin	DNS

Einzelheiten über den molekularen Wirkungsmechanismus sind nur bei den Wirkstoffen bekannt, die unmittelbar an den Nucleinsäuren angreifen, da diese Wechselwirkungen sowohl *in vitro* am Teilsystem Wirkstoff/Nucleinsäure bzw. Nucleinsäurebaustein als auch *in vivo* experimentell relativ leicht untersucht werden können. Matrizeninaktivierungen treten außer durch

- *enzymatische Inkorporierung von Antimetaboliten* in die Nucleinsäure durch
- *nicht-kovalente Bindung des Wirkstoffes* an die Nucleinsäure infolge *Adsorption* oder *Interkalation* (Veränderung des Abstandes zwischen den Basen) und
- *Ausbildung kovalenter Bindungen* zwischen Wirkstoff und Nucleinsäure, unter Umständen auch unter Quervernetzung, ein.

Bemerkenswert ist, daß für das stark teratogen wirkende Thalidomid bisher keine spezifischen Bindungsaffinitäten zu DNS oder chromosomalen Proteinen nachgewiesen werden konnten.

6.4.1. Nicht-kovalente Bindungen an Nucleinsäuren

Die Untersuchung nicht-kovalenter Wechselwirkungen von Agentien mit Nucleinsäuren geht auf histologische Färbemethoden zurück, bei denen Zellkerne mit basischen Farbstoffen sichtbar gemacht werden können (Ehrlich). Die Wechselwirkung Farbstoff/isolierte Nucleinsäure wurde seit 1947 (Michaelis) absorptionsspektroskopisch untersucht. Dabei stellte sich heraus, daß im wesentlichen drei Wechselwirkungstypen unterschieden werden können:

- *salzartige Bindungen* zwischen basischen Gruppen der Farbstoffe und den sauren Phosphorsäurediestergruppierungen,
- das *Eindringen planarer Wirkstoffe* zwischen die gestapelten Basenpaare der Nucleinsäuren ohne Beeinflussung der Wasserstoffbrücken zwischen den komplementären Basen (*Interkalation*) und
- *Eigenassoziationen* der Wirkstoffmoleküle (Farbstoffmoleküle) mit der Nucleinsäure als Matrix.

Eine modellhafte Darstellung von Interkalation (nach Lermon, 1961) und Eigenassoziation zeigt Abb. 29.

Bei den meisten nicht-kovalent an der Nucleinsäure angreifenden Agentien spielen mehrere Bindungstypen eine Rolle. Eine Interkalation wird durch die Anwesenheit basischer Gruppen gefördert (An- bzw. Einlagerung kationischer Formen der Wirkstoffmoleküle). Bei *Actinomycin D* und anderen Verbindungen wurden experimentell mehrere Bindungsarten (Interkalation und Eigenassoziation, daneben aber auch salzartige Bindungen) beobachtet. Die Art der Wechselwirkung scheint konzentrationsabhängig zu sein. So konnte durch Modelluntersuchungen gezeigt werden, daß Proflavin bei einem hohen Nucleotid/Farbstoff-Verhältnis zur Eigenassoziation am DNS-Grundgerüst neigt.

Interkalation und Eigenassoziation können auf Grund ihrer verschiedenen Auswirkungen auf das Absorptionsspektrum der Agentien unterschieden werden (Abb. 29). Die Interkalation führt zu einer bathochromen, die Eigenassoziation zu einer hypsochromen Verschiebung des langwelligen Absorptionsmaximums. Die Interkalation äußert sich in einer Verlängerung und Verstei-

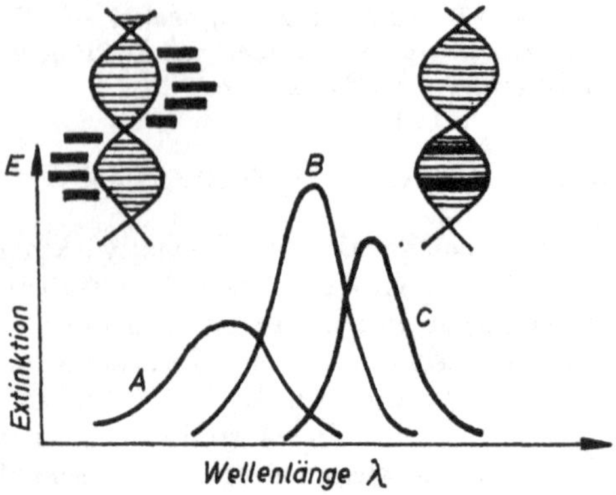

Abb. 29. Absorptionsbanden von assoziiertem (A), freiem (B) und interkaliertem (C) Wirkstoff (nach: FRITZSCHE, H. u. a.: Strukturuntersuchungen an Biopolymeren mit spektroskopischen und hydrodynamischen Methoden. Akademie-Verlag, Berlin 1976) und schematische Darstellung von Assoziation und Interkalation

fung der Nucleinsäure. Das läßt sich am besten mit hydrodynamischen Methoden erfassen. Ringförmige superhelikale DNS wird durch interkalierende Agentien stärker verdrillt, was sich in vergrößerten Sedimentationskoeffizienten und einer Erniedrigung der Viskosität äußert. Interkalation führt zu einer Erhöhung der Phasenübergangstemperatur der DNS (T_m-Wert) und damit zu einer Stabilisierung der Sekundärstruktur der DNS. Anlagerungen wirken sich nicht auf T_m aus. Durch die Einlagerung kommt es ferner zu einer optischen Anisotropie, was sich im Auftreten eines induzierten COTTON-Effektes mit starker negativer Elliptizität des Circulardichroismus äußert.

Eine Interkalation wurde zuerst bei basisch substituierten Acridinen postuliert. Strukturelle Voraussetzungen für interkalierende Verbindungen sind ein flaches, planares carbocyclisches oder heterocyclisches Ringsystem mit einer Fläche von mind. 0,28 nm^2 und einer Höhe von max. 0,34 nm. Basische Substituenten stabilisieren die Bindung. Bei planaren Substituenten können wahrscheinlich auch Substanzen mit kleineren Ringsystemen interkalieren.

Zu den interkalierenden Verbindungen gehören verschiedene Farbstoffe (Acridin-Derivate wie Proflavin, Aminoacridin, Acriflavin oder Mepacrin; Phenanthridin-Derivate wie Ethidiumbromid), synthetische Arzneimittel (z. B. das Fluorenon-Derivat Tiloron, Chinolin-Derivate wie Chlorochin, darunter auch das Alkaloid Chinin) und Antibiotika (z. B. Antibiotika der Actinomycin- und Anthracyclin-Gruppe). Für das Antibiotikum Bleomycin soll die Interkalation eine Primärreaktion darstellen, bevor es zu Spaltreaktionen an der DNS kommt.

Die Streckung der DNS beträgt nach neueren Untersuchungen 0,2—0,37 nm pro eingebautem interkalierten Wirkstoffmolekül. Gegenüber dem ursprünglich von LERMON aufgestelltem Interkalationsmodell wurde festgestellt, daß das interkalierte Wirkstoffmolekül nicht genau senkrecht zur Helixachse angeordnet ist, sondern geneigt ist. Das DNS-Molekül wird jedoch dadurch weder verdreht noch geknickt.

Auf Grund der Tatsache, daß auch denaturierte DNS Acridinfarbstoffe in ähnlicher Weise wie native DNS binden kann, entwickelten PRITCHARD und Mitarbeiter ein modifiziertes Interkalationsmodell, bei dem die Einlagerung des Acridinmoleküls nicht zwischen die Basenpaare des Doppelstranges, sondern zwischen zwei übereinanderliegende Basen des gleichen Stranges erfolgen soll. Die Komplexbindung durch Interkalation hängt von der Sekundärstruktur der Nucleinsäure ab. Eine starke Bindung tritt nur bei doppelhelikaler DNS ein. RNS bindet interkalierende Agentien nur schwach.

Die bevorzugten Bindungsorte können sich bei den einzelnen interkalierenden Agentien unterscheiden. So greift Actinomycin D vorzugsweise an pur(3'-5')pyr-Sequenzen(GpC) an, während Ethidiumbromid pyr(3'-5')pur-Sequenzen bevorzugt. Mepacrin bindet vorzugsweise an A-T-Sequenzen. Das Verhältnis Wirkstoffmoleküle/Basenpaare ist verschieden. Es beträgt z. B. für Chinin 1/40, für Actinomycine 1/12,5 bis 1/5,5 und für Chlorochin sowie Mepacrin 1/ca. 2.

Die Interkalation äußert sich in einer Hemmung der DNS-abhängigen RNS-Synthese. Die Replikation braucht nicht beeinflußt zu werden (z. B. bei Actinomycin D). In einigen Fällen sind nach der Behandlung von Säugetierzellen mit interkalierenden Verbindungen (Adriamycin, Daunomycin, Actinomycin, Lucanthon, Ellipticin) DNS-Einzelstrangbrüche beobachtet worden. Es wird angenommen, daß der Strangbruch durch Angriff einer Nuclease an der durch die Interkalation veränderten DNS-Helix zustande kommt.

6.4.2. *Kovalente Bindungen an Nucleinsäuren*

Die Ausbildung kovalenter Bindungen erfolgt vor allem durch Alkylantien. Alkylierend wirken u. a. Loste (N-Loste wie Chlorambucil, Cyclophosphamid), Aziridine (Trenimon), Alkylsulfonsäureester (Busulfan) oder N-Nitroso-Verbindungen (Nitrosomethylharnstoff, Streptozotocin). In einigen Fällen erfolgt die kovalente Bindung an die Nucleinsäure erst nach Biotransformation des Wirkstoffes (biologische Aktivierung bei Cyclophosphamid, Mitomycin C, Nitroso-Verbindungen, 2-Acetylaminofluoren, cancerogen wirkende aromatische polycyclische Kohlenwasserstoffe, Aflatoxine).

Alkylantien sind unspezifische elektrophile Reagentien. Sie greifen an DNS und RNS sowie an nucleophilen Gruppen der Proteine an, insbesondere an Amino-, Sulfhydryl-, Hydroxy-, Phosphat- oder Imidazolylgruppen. Der Angriff an den Nucleinsäuren kann an den N-Atomen der Heteroringe, an exocyclischen Gruppen oder am O-Atom der verbindenden Phosphatreste erfolgen. Abb. 30 zeigt die wichtigsten Angriffspunkte der Alkylantien. Bei der *in vitro* Umsetzung von doppelhelikalen Poly[*dA-dT*] ist die Alkylierung der Phosphatreste die Hauptreaktion. Dimethylsulfat und Methansulfonsäureester greifen vorwiegend am N-7 von Guanosinresten an. Durch diese Alkylierung kommt es zu einer Veränderung der Elektronenverteilung und damit zu einer Veränderung des Tautomeriegleichgewichtes zwischen Lactam- und Lactimform, was zu einer anderen Basenpaarung führen kann (Paarung mit Thymin anstelle von Cytosin). Auf Grund einer Schwächung der glycosidischen Bindung durch die Quaternisierung des N-7 (12) kann es zu einer Abspaltung der Base

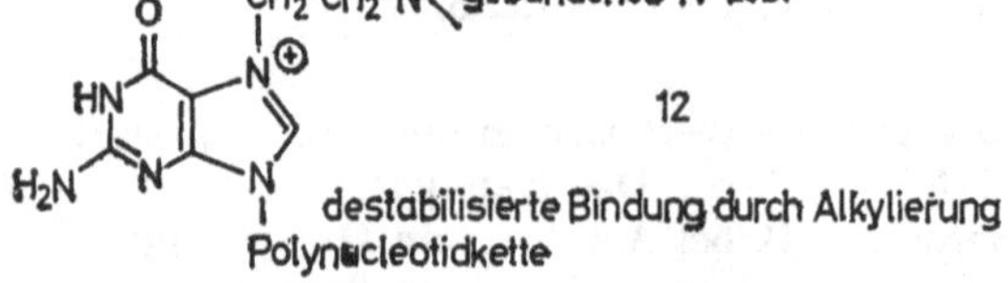

12

kommen (Bildung von Apurinsäuren). Anomale Basenpaarungen werden auch nach einer Alkylierung am O (6) des Guanins diskutiert.

In der letzten Zeit häufen sich die experimentellen Befunde, daß Reaktionen der Alkylantien mit Membrankomponenten,

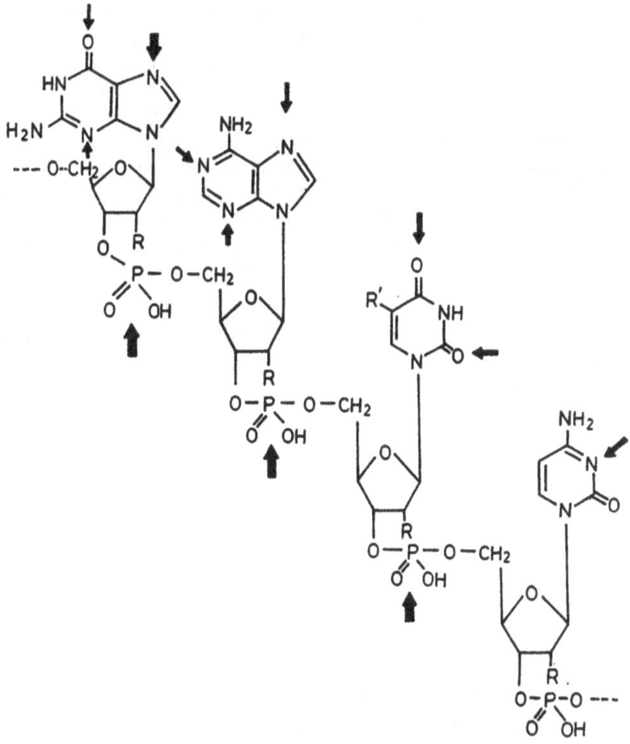

Abb. 30. Angriffspunkte von Alkylantien an Nucleinsäuren (DNS: R=H, R'=CH_3; RNS: R=OH, R'=H). Die Stärke der Pfeile gibt die Wahrscheinlichkeit des Angriffs wieder

mit denen ja der erste Kontakt erfolgen muß, wesentlich am Zustandekommen der biologischen Wirkung beteiligt sind. So waren Trenimon und Chlorambucil auch nach Bindung an Polyethylenimine noch toxisch, obwohl sie in dieser Form nicht in die Zelle eindringen konnten.

Chemotherapeutisch von größter Bedeutung sind bifunktionelle Alkylantien. Durch Bindung an beide Stränge der doppelhelikalen DNS (cross linking nach Artico) kommt es zu einer Quervernetzung. Diskutiert werden auch Vernetzungen zwischen einem DNS-Strang und Proteinen (Angriff an Sulfhydrylgruppen oder den Carboxylgruppen von Asp und Glu).

Die Alkylierungen lassen sich durch Einwirkung radioaktiv markierter Alkylantien, Isolierung der Nucleinsäuren, Messung der „gebundenen" Radioaktivität und gegebenenfalls Isolierung und Identifizierung der alkylierten Base nach Hydrolyse nachweisen. Durch die Alkylierung wird die Matrizenaktivität der DNS für DNS-abhängige DNS- und RNS-Polymerasen beeinflußt (epigenetische Effekte), es können aber auch vererbbare Veränderungen ausgelöst werden (genetische Effekte, Mutationen). In vielen Fällen wurde eine Korrelation zwischen alkylierender Fähigkeit und Cancerogenität beobachtet. Als Folge der Quervernetzung wird die Replikation durch Hemmung der DNS-abhängigen DNS-Polymerase unmöglich gemacht. Strangbrüche sind möglich.

Cytotoxisch wirkende und als Krebschemotherapeutika eingesetzte Pt(II)-Komplexe (z. B. **13**) reagieren ebenfalls mit nucleophilen Gruppen der DNS.

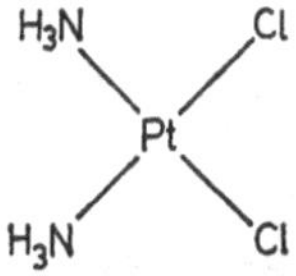

13

Zu kovalenter Bindung an Nucleinsäurebausteine führt auch die photochemotherapeutische Behandlung. *Furocumarine*, die wichtigste Verbindung ist das bei Psoriasis eingesetzte Psoralen, interkalieren in der ersten Phase reversibel. Durch Belichtung (meist wird mit ultraviolettem Licht, $\lambda_{max} = 365$ nm, gearbeitet) tritt eine photochemische C_4-Cycloaddition mit Pyrimidinbasen unter Beteiligung der 4',5'-Doppelbindung im Furanring oder/ und der 3,4-Doppelbindung am Pyronring ein, die z. B. zum 4',5'-Photoaddukt des Psoralens mit Thymin (**14**) führen kann.

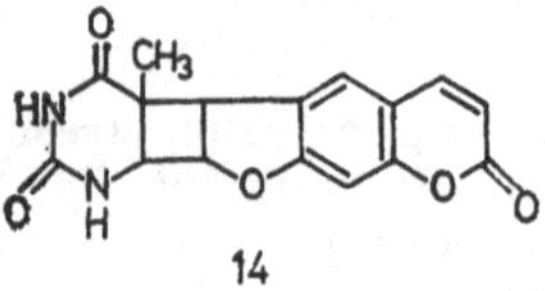

14

7. Ausblick

Ein wesentliches Kennzeichen der Entwicklung der biologischen Wissenschaften in unserer Zeit ist das immer tiefere Eindringen in die Mikrowelt biologischer Systeme bis hin zur Aufklärung biologischer Prozesse auf molekularer Ebene. Dabei wird zwangsläufig eine Brücke zu den anderen Naturwissenschaften, Chemie und Physik, geschlagen und eine qualitativ völlig neue, vereinheitlichende Grundlage für die Erforschung, Interpretation und Diskussion der Lebensvorgänge geschaffen, denn eine wichtige Erkenntnis besteht darin, daß auf allen Organisationsstufen der Biosysteme zwischen den jeweils vorhandenen Komponenten Wechselwirkungen bestehen, die grundsätzlich physikalischer und chemischer Natur sind. Allerdings nimmt die Zahl der Wechselwirkungsmöglichkeiten mit wachsender Komplexität biologischer Systeme enorm zu, so daß es zu qualitativ und quantitativ neuartigen Eigenschaften kommen kann, wie man sie in der unbelebten Natur gar nicht oder nur in Ansätzen findet. Die Vielzahl wechselseitiger Abhängigkeiten in einem Gesamtorganismus sowie seine noch hinzukommenden Beziehungen zur Umwelt machen die molekulare Analyse der in ihm ablaufenden Prozesse, d. h. das Erkennen der jeweils wesentlichen Wechselwirkungen, zu einer sehr schwierigen Aufgabe. Besonders vor einer Beschreibung der Eigenschaften eines Biosystems durch bloße Summation der oft an Teilsystemen unter idealisierten Bedingungen gewonnenen Erkenntnisse muß gewarnt werden, ergeben sich doch aus dem Zusammenfügen der Teilsysteme zum Gesamtsystem zusätzliche Wechselwirkungsmöglichkeiten, die darüber hinaus noch durch die Art und Weise der Verknüpfung von ganz spezifischer Bedeutung sein können.

Diese Zusammenhänge muß man sehen, um die Fortschritte auf dem Gebiet der Molekularpharmakologie einordnen zu können, geht es doch bei der Erzielung einer biologischen Wirkung darum, Wechselwirkungen zwischen den Komponenten von Biosystemen durch Wirkstoffe zu beeinflussen, letztlich in die dialektischen Beziehungen zwischen Struktur und Prozeß einzugreifen. Die rational begründete Beeinflussung solcher außerordentlich komplexen Systeme, wie vielzellige Organismen sie mit ihren regulatorischen und informationsverarbeitenden Teilsystemen darstellen, bedeutet daher eine echte Herausforderung an die Wissenschaft, die nur durch das Zusammenwirken sehr vieler Wissenschaftsdisziplinen angenommen werden kann.

Der Beitrag der Molekularpharmakologie zur Wirkstoffentwicklung hängt in ganz entscheidendem Maße von der weiteren Entwicklung der biologischen Grundlagenforschung ab. Das betrifft besonders die gezielte Beeinflussung sehr komplexer Teilsysteme wie Krebsgeschehen, virusinfizierte Zellen oder Immunmodulation. Von großer Bedeutung wird der Erkenntniszuwachs bei der inter- und intrazellulären Informationsübertragung (Auffinden neuer Hormone, Mediatoren, second messenger) und der dabei ausgelösten intrazellulären Reaktionskette, bei der vergleichenden Biochemie von Organismen verschiedener Arten (Entwicklung von Chemotherapeutika) aber auch innerhalb eines Organismus (Unterschiede Normal- und Krebszelle, Isoenzyme, Rezeptor-Subtypen) zur Erhöhung der Selektivität der Wirkstoffe sowie bei der Pathobiochemie (Aufklärung der molekularen Vorgänge, die zur Entstehung von Krankheiten führen) sein.

Molekularbiologische Erkenntnisse haben dazu geführt, daß eine gezielte rationale Wirkstoffentwicklung (drug design) zunehmend neben die bisher beherrschenden, weiterhin gültigen Zugänge zu neuen Arzneimitteln, die empirische Suche (screening) und die Zufallsentdeckung, tritt. Bei dem hohen Stand, den die Wirkstofforschung gegenwärtig bereits erreicht hat, sind Basisinnovationen auf dem Wirkstoffgebiet in immer stärkerem Maße vom Entwicklungsstand der biologischen Grundlagenforschung abhängig.

8. Ergänzende und weiterführende Literatur

Darstellungen des Gesamtgebietes

Ariens, E. J. (Hrsg.): Drug design, Vol. 1—9, Academic Press, New York 1971ff.

Czáky, T. Z.: Introduction to general pharmacology. Appleton-Century-Crofts, New York 1979

Korolkovas, A.: Grundlagen der molekularen Pharmakologie und der Arzneimittelentwicklung. Thieme-Verlag, Stuttgart 1974

Kutter, E. (Hrsg.): Arzneimittelentwicklung, Grundlagen — Strategien — Perspektiven. Thieme-Verlag, Stuttgart 1978

Scheler, W.: Grundlagen der Allgemeinen Pharmakologie. Fischer-Verlag, 2. Aufl., Jena 1980

Wolff, M. E. (Hrsg.): Burger's Medicinal Chemistry. John Wiley & Sons, London 1980

Spezielle Literatur

Ariens, E. J., A. J. Beld, J. F. Rodrigues de Miranda und A. M. Simonis: The Pharmacon-Receptor-Effector-Concept, in: The Receptors (Hrsg.: R. D. O'Brien) Vol. 1, Plenum Press, New York, London 1979

Bielka, H. (Hrsg.): Molekulare Biologie der Zelle, Fischer-Verlag, 2. Aufl., Jena 1973

Bennett, J.: Drug receptors and their effectors. Nature **285** (1980) 192

Birner, P., H.-J. Hofmann und C. Weiss: MO-theoretische Methoden in der organischen Chemie, Akademie-Verlag, Berlin 1979

Bisswanger, H.: Theorie und Methoden der Enzymkinetik, Verlag Chemie, Weinheim 1979

Brendel, W., und V. Hagen: Statistisch-heuristische Verfahren zum Auffinden von essentiellen pharmakophoren Strukturen. Heft 14, von: Beiträge zur Wirkstofforschung Akademie-Industrie-Komplex, Berlin 1981

Brodbeck, U. (Hrsg.): Enzyme Inhibitors. Verlag Chemie, Weinheim 1980

Catt, K. J., J. P. Harwood, G. Anguilera und M. L. Dufau: Hormonal regulation of peptide receptors and target cell responses. Nature **280** (1979) 109

Cuatrecasas, P., und M. F. Greaves (Hrsg.): Receptors and Recognition.
Chapman & Hall, London, Serie A und B in jeweils mehreren Bänden ab 1976

Essman, W. B.: Neurotransmitters, Receptors and Drugs. University Park Press, Baltimore 1979

Franke, R.: Optimierungsmethoden in der Wirkstofforschung. Akademie-Verlag, Berlin 1980

Fromm, H. J.: Initial Rate Enzyme Kinetics, Vol. 22 von: Molecular Biology, Biochemistry and Biophysics. Springer-Verlag, Berlin 1975

Gehring, U.: Molecular mechanisms of steroid hormone effect. Arzneimittel-Forsch. **30** (1980) 1996

Gualtieri, F., M. Gianella und C. Melchiorre (Hrsg.): Recent Advances in Receptor Chemistry. Elsevier, North-Holland, New York 1979

Harrison, P., und G. G. Lunt: Biologische Membranen, Fischer-Verlag, Jena 1977

Hofmann, E.: Dynamische Biochemie, Bd. 1—4, 5. Auflage, Akademie-Verlag, Berlin 1984; Funktionelle Biochemie des Menschen, Bd. 1, 2, Akademie-Verlag, Berlin 1981

Humblet, C., und G. R. Marshall: Pharmacophor identification and receptor mapping. Annu. Rep. Med. Chem. **5** (1980) 267

Jung, F.: Pharmakon-Rezeptoren. Ergebn. exp. Med. **24** (1976) 53

Kier, L. B.: Molecular orbital theory in drug research, Academic Press, New York 1970

Knorre, W. A.: Pharmakokinetik. Akademie-Verlag, Berlin 1981

Lehmann, P. A., J. F. Rodrigues de Miranda und E. J. Ariens: Stereoselectivity and Affinity in Molecular Pharmacology. Progr. Drug Res. **20** (1976) 101

LITWACK, G. (Hrsg.): Biochemical Actions of Hormones. Academic Press, Vol. 9, New York 1982

LÖBER, G., L. KITTLER, u. a.: DNA-Drug Interactions, Studia biophysica 88 (1982) 1

MARKS, F.: Molekulare Biologie der Hormone. Fischer-Verlag, Jena 1979

MARTIN, Y. C.: Quantitative Drug Design, Vol. 8 von: Medicinal Research Series. Marcel Dekker, New York 1978

OEHME, P. (Hrsg.): Theoretische Aspekte der Wirkstofforschung. Wirkungsmechanismen von Pharmaka und Struktur-Aktivitäts-Beziehungen. Bd. 20 von: Ergebnisse der experimentellen Medizin. Verlag Volk und Gesundheit. Berlin 1978

RICHARDS, W. G.: Quantum Pharmacology, Butterworth, London 1983

ROBERTS, G. C. K. (Hrsg.): Drug action at the molecular level, University Park Press, Baltimore 1977

VAN ROSSUM, J. M. (Hrsg.): Kinetics of Drug Action, Vol. 47 von: Handbuch der experimentellen Pharmakologie. Springer-Verlag, Berlin 1977

SARTORELLI, A. C., J. S. LAZO und J. R. BERTINO: Molecular Actions and Targets for Cancer Chemotherapeutic Agents. Academic Press, New York 1981

SEYDEL, J. K., und K. J. SCHAPER: Chemische Struktur und biologische Aktivität von Wirkstoffen. Methoden der quantitativen Struktur-Wirkungs-Analyse. Verlag Chemie, Weinheim 1979

SINGER, T. P., und R. N. ONDARZA (Hrsg.): Molecular Basis of Drug Action. Vol. 19 von: Developments in Biochemistry. Elsevier, North-Holland, New York 1981

STENLAKE, J. B.: Foundation of Molecular Pharmacology, Vol. 2 von: Chemical Basis of Drug Action. Athlone Press, London 1979

STRAUB, R. W., und L. BOLIS (Hrsg.): Cell Membrane Receptors for Drugs and Hormones. A Multidisciplinary Approach. Raven Press, New York 1978

WILLIAMS, R. J. P.: Flexible Pharmakamoleküle und dynamische Rezeptoren. Angew. Chem. 89 (1977) 805

WILSON, W. D., und R. JONES: Intercalating drugs: DNA binding and molecular pharmacology. Adv. Pharmacol. Chemotherap. 18 (1981) 177

9. Sachregister

Die Verfasser

- geben einen Überblick über die physikochemischen und biochemischen Vorgänge in der pharmakodynamischen Phase

- beschäftigen sich mit der Pharmakon-Rezeptor-Wechselwirkung, den Strukturanforderungen an Pharmakon und Rezeptor und diskutieren die biochemischen Auswirkungen der Rezeptor-Stimulierung

- geben einen Einblick in aktuelle Probleme einer rational begründeten Wirkstoffentwicklung

- wenden sich an Mediziner und Naturwissenschaftler, die sich mit der Entwicklung von Wirkstoffen beschäftigen, sowie an Studierende der Medizin, Pharmazie, Biochemie, Biologie und Chemie.

WISSENSCHAFTLICHE TASCHENBÜCHER

Kolibri 360 GmbH
Ferdinand-Jühlke-Straße 7
99095 Erfurt, Deutschland
produktsicherheit@kolibri360.de